Norbert Herschkowitz

Das Gehirn

Wissen, was stimmt

W0195847

HERDER spektrum

Band 5746

Das Buch

Das menschliche Gehirn war lange unbekanntes Territorium; erst in den letzten Jahrzehnten ermöglichen die Erkenntnisse der Gehirnforschung zunehmend Einblicke in das, was in unserem Kopf vorgeht. Was aus den Labors der Wissenschaftler nach außen dringt, wirft neue Fragen auf – nicht zuletzt deshalb, weil komplexe wissenschaftliche Forschung nur selten vollständig und verständlich vermittelt wird. In der öffentlichen Diskussion kursieren Teilinformationen, die sich verfestigen zu vermeintlich wissenschaftlich bewiesenen Meinungen. Was macht eigentlich das Besondere am Menschen aus, wenn sein Gehirn sich doch kaum von dem der Menschenaffen unterscheidet? Müssen wir die Idee eines freien Willens über Bord werfen, weil unser Gehirn letztlich alles bestimmt? Lassen sich Gehirnerkrankungen wie etwa Alzheimer schon in absehbarer Zukunft heilen? Verpassen Kinder entscheidende Chancen, wenn sie manche Dinge nicht in einem ganz bestimmten Alter lernen? Norbert Herschkowitz stellt eine Reihe verbreiteter Auffassungen in ihren vollständigen Kontext und stellt klar, was daran korrekt ist – und was nicht. Auf diese Weise wird deutlich, was wir derzeit über das menschliche Gehirn wirklich wissen und welche Schlüsse dieses Wissen zulässt. Wissen, was stimmt, das heißt: informiert und sachlich mitreden können bei Fragen, die uns alle betreffen.

Der Autor

Norbert Herschkowitz, Prof. Dr. med., Neurowissenschaftler und Kinderarzt; Forschungstätigkeit in Europa und den USA, zahlreiche wissenschaftliche Publikationen, leitete die Abteilung für kindliche Entwicklung an der Kinderklinik des Universitätsklinikums Bern. Bei Herder außerdem: Graue Haare, Kluger Kopf. Warum das Gehirn im Alter immer besser wird (gemeinsam mit Elionore Chapman Herschkowitz).

Norbert Herschkowitz

Das Gehirn

Wissen, was stimmt

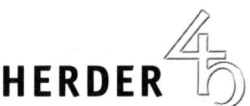

HERDER

FREIBURG · BASEL · WIEN

Originalausgabe

4. Auflage 2010

© Verlag Herder GmbH, Freiburg im Breisgau 2007
Alle Rechte vorbehalten
www.herder.de

Umschlaggestaltung und -konzeption:
R·M·E München / Roland Eschlbeck, Liana Tuchel
Umschlagmotiv: © gettyimages

Satz: fgb · freiburger graphische betriebe
Herstellung: fgb · freiburger graphische betriebe
www.fgb.de

Gedruckt auf umweltfreundlichem, chlorfrei gebleichtem Papier
Printed in Germany

ISBN 978-3-451-05746-5

Inhalt

Einleitung

Lange war das menschliche Gehirn ein unerforschtes Territorium. Inzwischen ist die Neurowissenschaft eine viel beachtete Disziplin, und immer neue Meldungen in Presse, Fernsehen und Internet sorgen für Gesprächsstoff. Mitunter widersprechen sich die Berichte oder die Informationen sind unvollständig, sodass es schwierig ist, sich eine objektive, auf bewiesenen Fakten beruhende Meinung zu bilden.

Das Gehirn: lange unerforscht

Im Folgenden soll der derzeit gültige Wissensstand zu einer Reihe häufig geäußerter Auffassungen über das Gehirn und seine Leistungen dargelegt werden. Das Themenspektrum reicht von »Gehirnnahrung« bis zum freien Willen. Es ging mir nicht darum, die geäußerten Auffassungen einfach als richtig oder falsch zu qualifizieren, sondern um ein Abwägen der vorliegenden relevanten Fakten, um das Unterscheiden von Wissen und Vermutungen und um die Bedeutung der neu gewonnenen Erkenntnisse.

Es ist mir ein großes Anliegen, gleichermaßen auf die Faszination hinzuweisen, die von den Erkenntnissen der Gehirnforschung ausgeht – die empirische Forschung tut dem »Wunderwerk Gehirn« keinen Abbruch – wie auch auf die Grenzen der Neurowissenschaft.

Möglichkeiten und Grenzen der Neurowissenschaft

Bei allen in jüngerer Vergangenheit gemachten Fortschritten ist es notwendig, sich bewusst zu sein, dass viele Fragen noch offen sind. Je mehr wir beginnen, die enorme Komplexität des Gehirns zu erfassen, desto größer wird unser Respekt. Vielleicht werden einige Fragen nie vollständig gelöst werden, und wir müssen im Sinne Goethes eingestehen: »Das schönste Glück des denkenden Menschen ist, das Erforschliche erforscht zu haben und das Unerforschliche still zu verehren.«

Norbert Herschkowitz

Das Gehirn im Überblick

»Die Gehirne von Menschen und Menschenaffen unterscheiden sich kaum voneinander«

Komplexität, Dynamik und langfristige Entwicklung – das Besondere am menschlichen Gehirn

Anders als vielfach angenommen, unterscheiden sich die Gehirne von Menschen und Menschenaffen deutlich voneinander, und zwar zunächst in Bezug auf ihre Größe sowie die Anzahl und Vernetzung der Nervenzellen (Neuronen). Bezogen auf das Körpergewicht ist das menschliche Gehirn dreimal schwerer als das Affengehirn, und es enthält zehnmal so viele Neuronen. Wichtig für die Leistungsfähigkeit des Gehirns ist jedoch nicht allein die Zahl der Neuronen, sondern das Ausmaß ihrer Vernetzung untereinander. Die effektive Zahl der Synapsen (Kontaktstellen) zwischen Nervenzellen ist im Gehirn des Menschen um ein Mehrfaches größer als im Affengehirn.

Deutlich unterschiedliche Gehirne

Ein weiterer Unterschied zwischen den beiden Primatengehirnen liegt in der relativen Größe der Hirnareale, die für die Aufnahme von Information und für die weitere Verarbeitung zuständig sind. Im Affengehirn ist das Größenverhältnis Aufnahme zu Verarbeitung 1:3, im menschlichen Gehirn jedoch 1:7. Das Stirnhirn (Präfrontal-Kortex) hat im Zuge der Evolution beim Menschen am meisten zugenommen und ist absolut und relativ bedeutend größer und komplexer als beim Affen. Dieser Teil des Gehirns spielt eine entscheidende Rolle bei den sogenannten Exekutivfunktionen, wie etwa dem Planen, Ausführen und Bewerten von Handlungen, und ist wesentlich beteiligt an Aufmerksamkeit, Motivation, Impulskontrolle und Arbeitsgedächtnis. Der größere Stellenwert des Stirnhirns im menschlichen Gehirn ist ein Hinweis darauf, dass Menschen ihr Verhalten in höherem Maße kontrollieren können als Menschenaffen. Menschen haben darüber hinaus mehr Möglichkeiten, aus ihren Erfahrungen zu lernen und alternative Strategien abzuwägen. Sie können auf äußere Reize differenzierter reagieren und sind nicht so sehr auf reflexhaftes Handeln angewiesen.

Exekutivfunktionen

Im Unterschied zum Affen sind im menschlichen Gehirn im Laufe der Entwicklung spezielle Neuronen aufgetreten, die reich an Botenstoffen (Neurotransmittern) sind, die die Übermittlung der Signale in der Synapse beschleunigen und damit die Vernetzung der Neuronen fördern. Die Fähigkeit, Erinnerungen zu speichern und aus Erfahrungen zu lernen, wird auf diese Weise bedeutend gesteigert. Im Schimpansengehirn treten diese Neuronen nur sehr spärlich auf.

Geringe Unterschiede im Erbmaterial

Bis vor kurzem nahm man an, dass Unterschiede in den Genen, den Trägern der Erbinformation, die Unterschiede zwischen Affen und Menschen hinreichend erklären könnten. Mit den heute zur Verfügung stehenden Methoden hat man aber festgestellt, dass lediglich 1,23 Prozent der genetisch kodifizierten DNS (Desoxyribonukleinsäure) – der Substanz, aus der die Gene bestehen – verschieden ist. Die Unterschiede in diesem kleinen Anteil der DNS sind durch einzelne Mutationen bedingt, die im Verlauf der langen Evolution aufgetreten sind und an die nachfolgenden Generationen vererbt wurden.

Angesichts der geringen Unterschiede im Erbmaterial von Menschen und Affen haben Forscher nach zusätzlichen, »epigenetischen« (zusätzlich zur Genetik relevanten) Faktoren gesucht. Ein kleiner Teil der DNS enthält die genetisch festgelegte Information für den Bau des Organismus. Ein weiterer Teil der im Zellkern vorhandenen DNS kontrolliert die Prozesse, durch die die in den Genen enthaltene Information realisiert oder »ausgedrückt« wird und die zusammengefasst als »Gen-Expression« bezeichnet werden. Es darf als erwiesen gelten, dass die Gen-Expression im menschlichen Gehirn in stärkerem Ausmaß stattfindet als beim Affen.

Die wichtige Rolle der »Kontroll-DNS« beim Menschen

Tierexperimente haben gezeigt, dass die Aktivität der »Kontroll«-DNS stark von der Umgebung beeinflusst werden kann. Epigenetische Veränderungen, bedingt zum Beispiel durch Aktivität, Ernährung, Umgebung und soziale Umstände, können auf die nachfolgenden Generationen übertragen werden. Die Epigenetik beeinflusst die Aktivierung oder Nicht-Aktivierung der Gene. Darwin selbst hat in seinem Hauptwerk »The Origin of Species« bereits die Vermutung angestellt, dass Organe größer oder kleiner geraten können, je nachdem, ob sie gebraucht oder nicht gebraucht werden und dass diese Veränderungen vererbbar seien. Bis zu einem gewissen Grad können also erworbene Eigenschaften vererbt werden, ohne dass die Gene selbst verändert werden. Der Mensch ist also kein Sklave der Vererbung, sondern verfügt über eine gewisse Kontrolle über sein genetisches Erbe, sowohl in Bezug auf seine eigene Entwicklung wie auch auf die Entwicklung nachfolgender Generationen.

Vererbung und Erfahrungen wirken zusammen

Im Verlauf der Evolution hat das Zusammenwirken von genetischer Anlage und Umwelterfahrungen beim Menschen zu immer komplexeren Handlungen und Denkweisen geführt. Neue Verhaltensweisen trugen ihrerseits auch zur Entwicklung des Gehirns bei. Der Wechsel zum aufrechten Gang bewirkte eine enorme Erweiterung des Gesichtsfeldes und die Möglichkeit, die Hände frei zu benutzen. Eine anatomische Veränderung der Daumengelenke erlaubte den Menschen, Daumen und übrige Finger einander gegenüberzustellen; damit waren die Hände viel präziser einsetzbar (zum Beispiel im Pinzettengriff), was wiederum die Herstellung von immer effizienteren Werkzeugen, aber auch die Schaffung von Kunstwerken ermöglichte.

Von zentraler Bedeutung in der Evolution des Menschen ist die Entwicklung der Sprache. Sowohl bei Affen wie auch bei Menschen bestehen direkte Verbindungen von den motorischen Zentren im Gehirn zu den Neuronen im Rückenmark, die die Muskeln von Gesicht, Kehlkopf, Händen und Fingern aktivieren. Diese direkten Verbindungen sind aber beim Menschen viel stärker ausgebildet als bei Affen und ermöglichen damit eine präzisere und effizientere, fein abgestimmte Koordination der Hand-, Finger- und Kehlkopfmuskeln inklusive der Stimmbänder. Diese Koordinationsfähigkeit ist eine Voraussetzung für die Feinbewegungen der Stimmbänder, die die Artikulation von Sprachlauten ermöglichen.

Beim Menschen hat sich ein spezielles Hirnrindenareal zum sogenannten Broca-Areal ausgebildet, das eine wichtige Rolle bei der Artikulation von Sprachlauten spielt. Die von Affen produzierten Laute werden hingegen von einem Areal hinter dem motorischen Kortex (Cingulat-Kortex) aus gesteuert. Die von Menschenaffen zur Verständigung eingesetzten Laute sind deshalb nicht als Vorstufen der menschlichen Sprache zu betrachten. Ein zusätzlicher Faktor, der die Sprechfähigkeit des Menschen bedingte, ist eine anatomische Veränderung in der Position des Kehlkopfs zur Luftröhre. Anders als beim Affen ist beim Menschen der Kehlkopf so weit in die Luftröhre gesenkt, dass das Artikulieren von Sprachlauten möglich ist.

Das Broca-Areal

Ein weiterer Unterschied zwischen Affen- und Menschengehirn betrifft die sogenannten Echoneuronen, die sich im Broca-Areal des mensch-

Die Rolle der Spiegelneuronen beim Imitieren

lichen Gehirns befinden. Diese Nervenzellen gehören zu den Spiegelneuronen, Nervenzellen, die automatisch auf bestimmte Signale von anderen Wesen reagieren und die zur Nachahmung anregen. Die Nachahmung spielt eine wichtige Rolle bei der Aneignung von Sprachfähigkeiten, und es ist kein Zufall, dass Babys und Kinder beim Hinhören auf den Mund der sprechenden Person schauen. Die Region im Affengehirn, die die Produktion von Lauten steuert, enthält zwar ebenfalls Spiegelneuronen, doch werden diese nur beim Nachahmen von Bewegungen aktiviert und nicht bei der Imitation von Lauten.

Die Bedeutung einer symbolischen Sprache

Beim Menschen hat die Entfaltung einer hoch komplexen symbolischen Sprache das Tor für zunehmend komplexere Handlungen und Denkweisen geöffnet, die mit einer entsprechenden Zunahme der Vernetzung im Gehirn einherging. Bildgebende Verfahren haben gezeigt, dass eine symbolische Sprache vom Vorhandensein eines dichten, hoch differenzierten Netzwerks von Nervenzellen abhängig ist, das den Präfrontal-Kortex und weitere große kortikale Areale umfasst. Dieses Netzwerk ist beim Affen nur in sehr rudimentärer Form vorhanden.

Bildgebende Verfahren

EEG

Elektroenzephalogramm: Messung der von den Neuronen ausgehenden elektrischen Aktivität über die Kopfhaut. Die kleinste Hirnstruktur, die erkennbar ist, ist 10 mm groß.

Positronen-Emissions-Tomografie: Bildgebendes Verfahren der Nuklearmedizin. Es zeigt die Verteilung einer radioaktiven Substanz im Organismus und ermöglicht damit, den Stoffwechsel und den Blutfluss in Strukturen des Gehirns zu messen. Die kleinste erfassbare Hirnstruktur ist 2 mm groß.	**PET**
(engl. Magnetic Resonance Imaging) Magnetresonanztomografie (Kernspintomografie): Bildgebendes Verfahren zur Darstellung von Strukturen im Inneren des Körpers. Mit der Hilfe von Magneten, Radiowellen und Computern werden klare Schnittbilder des Körpers erzeugt. Die kleinste erfassbare Hirnstruktur ist 1 mm groß.	**MRI**
(engl. Functional Magnetic Resonance Imaging) Im Gegensatz zur MRI wird die Hirnaktivität während der Ausführung einer Tätigkeit gemessen. Die kleinste erfassbare Hirnstruktur ist 1 mm groß.	**fMRI**

Eine symbolische Sprache unterstützt die Fähigkeit zur Abstraktion. Die Sprache erfasst Zusammenhänge zwischen Vergangenheit und Gegenwart und fördert damit das kausale Denken. Sie erweitert die Möglichkeiten, Erinnerungen effizient zu speichern und Ziele zu formulieren, Handlungen auszuführen und deren Ergebnisse zu bewerten. Die Fähigkeit, Gedanken, Absichten und Gefühle bei sich selbst und anderen zu verstehen (Empathie), wird ebenfalls durch die Sprache gefördert. Die Bildung von Ka-

tegorien wie »gut« und »böse« dient der Weiter-
entwicklung von Ethik und Moral – Faktoren, die
ihrerseits das Leben in größeren Gemeinschaften
fördern.

Die Sprache ermöglicht eine Kultur, in der Werte
und Information mündlich oder schriftlich an
künftige Generationen weitergegeben werden.
Parallel zur Dichtkunst entwickeln sich Kunstfor-
men wie Musik, Malerei und Tanz. Mittels Philo-
sophie, Naturwissenschaft und Religion setzen
sich Menschen mit ihrer Umwelt auseinander.

Es stellt sich die Frage, welche von den »höheren
Fähigkeiten« des Menschen zumindest im An-
satz schon beim Affen vorhanden sind. Denken
sie, haben sie Gefühle? Weil sie sich nur durch
ihr äußeres Verhalten ausdrücken können, ist
ihre innere Welt uns weitgehend verschlossen.
Die Frage, ob und wie Affen denken und erleben,
bedarf aber im Zusammenhang mit Fragen der
Tierhaltung und medizinischer Forschung an Affen weiterer Überlegung.

»Das Gehirn ist eine Art Computer«

Unterschiedliche Arten der Informationsverarbeitung – unterschiedliche Leistungen

Als Betrachter des Films »2001 – Odyssee im Weltraum« im Jahre 1968 die unheimliche, monotone Stimme des autarken Bordcomputers hörten, lief ihnen ein kalter Schauer den Rücken hinunter. Auf geniale Weise hatte Filmemacher Stanley Kubrick verstanden, die Ängste der Kinobesucher vor dem rasanten Fortschritt der Technik auf die Leinwand zu projizieren. Würden Computer in naher Zukunft in der Lage sein, sich selbstständig zu machen und gar den Menschen ihren Willen aufzuzwingen? Die Frage, ob ein Computer – wenn nicht heute, dann vielleicht in ferner Zukunft –, zu vergleichbaren Leistungen wie das menschliche Gehirn fähig sein wird, ist unvermindert aktuell.

Computer verarbeiten in erster Linie Informationen, und dies schneller als das Gehirn. Ein Beispiel dafür ist der Schachwettkampf zwischen Garry Kasparov und dem IBM-Computer »Deep Blue«. Dieser Computer kombinierte konventionelle Methoden der Computerwissenschaft mit einer ungeheuren Speicherkapazität und Verarbeitungsgeschwindigkeit. Während Schachweltmeister Kasparov zwei bis drei alternative Schachzüge pro Sekunde überlegen konnte, brachte es »Deep Blue« in derselben Zeit auf 200 Millionen. In den letzten 60 Jahren hat sich

Die schnelle Verarbeitung von Informationen

die Geschwindigkeit der Grundoperationen eines Computers von einer Grundoperation bis auf 250 Trillionen pro Sekunde gesteigert. Die Leistung des Gehirns misst man in Kilohertz, die des Computers in Gigahertz.

Die enorme Speicherkapazität des Computers

Computer wie Gehirn können Informationen speichern und abrufen. Die Speicherkapazität des Computers ist aber unvorstellbar viel größer. Er kann beispielsweise den gesamten Inhalt einer Bibliothek speichern und in kürzester Zeit fehlerfrei abrufen. Hinzu kommt, dass die Leistungsfähigkeit des Computers von Faktoren wie Motivation, Aufmerksamkeit und momentaner Stimmungslage unabhängig ist.

Dennoch: Das Gehirn leistet mehr. Das Abrufen von Informationen erfolgt beim Computer über eine vorgegebene »Adresse«, beim Gehirn über Assoziationen, was zugleich beinhaltet, dass die abgerufenen Informationen ein umfassendes Gebiet betreffen können. Das Gehirn verarbeitet viele Informationen parallel. Seine Strukturen (das, was am ehesten der Hardware eines Computers entspricht) sind zudem plastisch; das heißt sie passen sich ständig den neuen Anforderungen an. Das Auswachsen der Dendriten und Axone, die Bildung von neuen Synapsen und der Abbau von nicht mehr benutzten brauchen viel Energie – ein Grund für die langsamere Verarbeitungsgeschwindigkeit des Gehirns.

Künstliche Intelligenz

2006 publizierte die renommierte wissenschaftliche Zeitschrift »Nature Reviews Neuroscience«

ein Projekt der »Ecole Polytechnique Fédérale« in Lausanne, »Blue Brain«, bei dem der schon erwähnte Supercomputer »Deep Blue« eingesetzt wird. Dabei wird das enorme Potential des Computers ausgeschöpft, um die hoch komplex ineinander verästelten Dendriten und Axone im Gehirn möglichst genau darzustellen. Anhand der Computer-Modelle werden Vernetzungsprozesse simuliert, die den neuralen Grundlagen der »Intelligenz« entsprechen könnten. Das Projekt »Blue Brain« ist Teil einer weltweiten Kooperation von Neurowissenschaftlern, die am internationalen »Human Brain Project« zusammenarbeiten. Es braucht eine enorme Datenbasis, um das Gehirn als Ganzes – vom Neuron zum Netzwerk – studieren zu können. Wie weit das führen wird und ob es überhaupt möglich sein wird, die enorme Komplexität des Gehirns zu erfassen, lässt sich zum jetzigen Zeitpunkt nicht sagen.

Künstliche (artifizielle) Intelligenz ist also eine wichtige Methode, um Teilaspekte von Denkprozessen besser zu verstehen, Hypothesen zu formulieren, Modelle aufzustellen und Theorien zu überprüfen. Diese Technologie auch auf hoch individuelle emotionale Prozesse anzuwenden, ist viel schwieriger, kann aber für Teilbereiche nicht ausgeschlossen werden.

Ein Gebiet, auf dem Gehirn und Computer sich ergänzen können, ist die Neurorehabilitation. Forscher arbeiten daran, Patienten nach einem Hirnschlag oder Querschnittverletzungen eine Möglichkeit zu geben, ihre Wünsche den Ärzten

Gehirn und Computer: ein gutes Team

oder dem Pflegepersonal mittels eines Textverarbeitungsprogramms mitzuteilen oder dreidimensionale Bewegungen mit Hilfe eines Roboterarms oder einer Neuroprothese auszuführen. Weil die Patienten ihre Muskeln nicht beherrschen, werden verschiedene Methoden ausprobiert, die eine Übertragung von elektrischen Signalen aus dem Gehirn auf einen Computer ermöglichen. Ein mögliches Verfahren besteht darin, einen Computer-Chip in die motorische Hirnrinde oder direkt darüber einzupflanzen. Inzwischen wird eine neue, nicht-invasive Methode geprüft: Der Patient trägt eine Haube, wie sie zur Erstellung eines Elektroenzephalogramms (EEG) verwendet wird, mit Elektroden, die elektrische Aktivität aus seinem Gehirn aufnehmen und Signale an einen Computer weiterleiten. Damit kann der Patient einen Computer-Cursor steuern, um Aktivitäten auszuführen, wie etwa einen Text eingeben oder Befehle an einen Roboter schicken. Um den Cursor bewegen zu können, muss der Patient durch Biofeedback trainiert werden, seine langsamen Hirnwellen (slow cortical potentials oder SCPs) zu regulieren. Das Muster der Hirnwellen kann zum Computer gesendet werden, der programmiert ist, den Cursor in bestimmte Richtungen zu dirigieren oder eine Prothese zu aktivieren. Obwohl das Verfahren nicht einfach ist, bedeutet es für Querschnittgelähmte die Möglichkeit einer Interaktion mit ihrer Umwelt.

Beim Computer stehen Fähigkeiten wie das Aufnehmen, Speichern, Einteilen oder Kombinieren von Informationen im Vordergrund. Das Gehirn bewertet jedoch die von den Sinnen gelieferten Informationen aus der Innen- und Außenwelt und verleiht ihnen Bedeutung. Jeder Mensch hat seine individuelle Persönlichkeit – basierend auf seiner genetischen Anlage und seinen Erfahrungen –, die seine Sichtweise bestimmt. Oder, frei nach Immanuel Kant: »Wir sehen die Dinge nicht so, wie sie sind, sondern wie wir sind.«

Der Mensch reflektiert über sein eigenes Wesen und über seine Handlungen und Gedanken und bewertet sie. Dank seines Gehirns ist er zu selbstständigen emotionalen Reaktionen und Gefühlen fähig, die zum Beispiel eine Differenzierung zwischen »gut« und »schlecht« ermöglichen. Der Mensch ist ein zutiefst soziales Wesen. Er steht in einem ständigen Austausch von Signalen mit anderen Menschen, was sein Verhalten wesentlich beeinflusst. Das Abwägen von Wissen und Gefühlen bei Entscheidungen führt zu ethisch-moralischem Denken.

Fähigkeit zur Selbstreflektion

Das menschliche Gehirn ist fähig zum Bewusstsein, zur Intuition, zur Entwicklung neuer Denkweisen, zu Visionen. Seine vielfältigen Möglichkeiten, zu denken und zu empfinden, statten den Menschen mit der Fähigkeit zu kreativen künstlerischen, wissenschaftlichen und technischen Leistungen aus. Der Computer ist ein Zeugnis dafür.

»Wir nutzen nur neun Prozent unseres Gehirns«

Das Problem der Messbarkeit von Gehirnleistungen

Wie kommt es zu der Zahl von ausgerechnet neun Prozent? Die Aussage setzt voraus, dass klar definiert ist, was »Nutzung des Gehirns« bedeutet und wie sie quantitativ gemessen werden kann. Beides ist nicht der Fall. Wird »Nutzung« mit neuronaler Aktivität gleichgesetzt, dann beträgt sie ständig praktisch 100 Prozent, denn die meisten Neuronen im Gehirn sind zu jedem Zeitpunkt »aktiv«.

Was heißt eigentlich »Nutzung«? Wird »Nutzung« als Durchführung einer bestimmten Aufgabe verstanden, so zeigt das Beispiel einer einfachen Fingerbewegung, dass dafür über 50 Prozent der Hirnrinde aktiviert werden.

»Nutzung« kann sich aber auch auf die elektrischen Impulse beziehen, die während einer bestimmten Tätigkeit erfolgen. An den Enden der langen Fortsätze von Nervenzellen, die bei einer spezifischen Tätigkeit aktiviert werden, bilden sich sogenannte Aktionspotenziale oder Spitzenentladungen. Diese können gemessen werden. Die Messung lässt allerdings außer Acht, dass die Dendriten der Nervenzellen, die die Signale empfangen, ebenfalls elektrisch aktiv sind. Es wäre nicht gut, wenn alle Neuronen jederzeit »feuern«, das heißt Aktionspotentiale bilden würden.

Dies könnte zu epileptischen Krämpfen und schwere Funktionsstörungen führen. Im Gehirn besteht ein empfindliches Gleichgewicht zwischen Erregung und Hemmung, das verhindert, dass zu viele Neuronen gleichzeitig feuern.

Wird die »Nutzung« des Gehirns mit der Bildung von speziellen Molekülen oder Neuronenverbindungen gleichgesetzt, so ist jeder Versuch einer Messung illusorisch. Wir wissen heute, dass im Zuge der Hirnentwicklung viele Synapsen gebildet werden, die später bei Nichtgebrauch eliminiert werden. Die Reduktion überflüssiger Synapsen und die Festigung der häufig genutzten sind ein wichtiger Teil des Lernens im Zuge der Hirnentwicklung. Doch eine Reduzierung von 90 Prozent der Synapsen hätte katastrophale Folgen.

Ein großes Hindernis für die Schätzung der Hirnkapazität besteht in der langen Entwicklungsperiode des Gehirns und seiner Plastizität (Formbarkeit). Das Gehirn verändert sich ständig durch Interaktionen mit der Umwelt. Beim Einüben einer spezifischen Tätigkeit, zum Beispiel Blindenschrift lernen, weiten sich die dabei aktivierten Hirnareale aus.

Die Plastizität des Gehirns

Auch auf mentaler Ebene ist eine fixe Größe von neun oder zehn Prozent der Hirnkapazität schwer vorstellbar. Wie können wir den prozentualen Anteil der Hirnaktivität bei komplexen Tätigkeiten wie Denken, Fühlen, Sich-Erinnern und Entscheiden schätzen? Die Zahl von neun Prozent für das Ausmaß der verfügbaren Hirnkapazität könnte von Tierexperimenten im letzten Jahrhundert herrühren, bei denen Forscher gewisse Teile des Hirngewebes entfernten und beobachteten, welche Lernprozesse weiterhin funktionierten. Bei diesen Experimenten wurde aber nicht untersucht, welche Hirnleistungen *nicht mehr* erbracht werden konnten.

Neun Prozent – eine Metapher Die Annahme, dass nur ein kleiner Teil des Gehirns tatsächlich genutzt werde, wurde auch von berühmten Wissenschaftlern wie Albert Einstein und der Anthropologin Margaret Mead vertreten – beide allerdings waren nicht neurowissenschaftlich ausgebildet. Die Zahl von nur neun Prozent ist also als Metapher zu verstehen, die sich auf das Potenzial der Hirnleistungen bezieht, das wohl nie voll ausgenutzt wird. In diesem Zusammenhang ist von Interesse, dass der Energievorrat des Gehirns begrenzt ist, was auch in der im Vergleich mit dem Computer langsamen Verarbeitungsgeschwindigkeit ersichtlich wird. Mit Bezug auf die Energieressourcen kann man also in jedem Fall sagen, dass wir die theoretisch mögliche Gehirnkapazität nicht ausschöpfen können.

»Intelligenz ist zum größten Teil erblich bestimmt, die Persönlichkeit zum größten Teil durch die Umwelt«

Das ständige Zusammenwirken von Anlage und Umwelt

Anfang des 20. Jahrhunderts wuchs im Zusammenhang mit neuen Bestrebungen nach Chancengleichheit und wirtschaftlichen Reformen das Interesse daran, welchen Einfluss die Umwelt auf die Entwicklung der Persönlichkeit hat. In den folgenden Jahrzehnten herrschte eine rege Kontroverse über die Bedeutung von genetischer Anlage und Umwelt. Diese Kontroverse wurde zeitweise sogar auf politisch-kultureller Ebene ausgefochten – mit katastrophalen Folgen. Die intensive Forschung der Genetik, Psychologie, Neurowissenschaft und Soziologie hat wesentlich dazu beigetragen, dass die Frage »Gene oder Umwelt?« auf eine rationale Ebene gebracht und Vererbung und Umwelt nicht als gegensätzliche Pole, sondern als Teile eines Ganzen betrachtet wurden.

»Intelligenz« und »Persönlichkeit« sind sehr komplexe, schwer definierbare Begriffe. »Intelligenz« lässt sich umschreiben als die Fähigkeit, sich in neuen Situationen aufgrund von Einsichten zurechtzufinden, mit Hilfe von Überlegungen Probleme zu lösen, abstrakt zu denken. Es geht darum, Relevantes von Unrelevantem zu trennen, »des Pu-

Was ist Intelligenz?

dels Kern« zu finden. Intelligenz kann aber auch im Sinne der »praktischen Intelligenz« verstanden werden, das heißt als Fähigkeit, eine Situation zu analysieren und die gewonnenen Einsichten in die Praxis umzusetzen. Viele Forscher benutzen das Konzept der allgemeinen Intelligenz, das Faktoren wie Merkfähigkeit, Verarbeitungsgeschwindigkeit, Arbeitsgedächtnis umfasst.

Multiple Intelligenzen

Der amerikanische Erziehungswissenschaftler Howard Gardner schlägt eine erweiterte Definition der Intelligenz vor. Unter dem Begriff der »Multiplen Intelligenzen« beschreibt er verschiedene Begabungen, die relativ unabhängig voneinander existieren können. Neben den »klassischen Intelligenzen« – sprachlich und mathematisch – nennt er eine räumliche, eine musikalische, eine körperliche (handwerklich, sportlich), eine soziale und eine naturkundliche Intelligenz.

Eine spezielle Definition der Intelligenz ist der IQ (Intelligenzquotient). Dieses Konzept wurde ursprünglich für die Voraussage von potenziellem Schulerfolg entwickelt. IQ-Tests stellen eine Möglichkeit dar, gewisse geistige Fähigkeiten verschiedener Menschen zu vergleichen.

Was ist Persönlichkeit?

Eine Umschreibung von »Persönlichkeit« ist nicht weniger kompliziert. Untersuchungen von Persönlichkeitsmerkmalen umfassen häufig die sogenannten »Big Five«, fünf Eigenschaften, die sich aus den 18 000 in einer internationalen Studie festgestellten möglichen Merkmalen herauskristallisiert haben: Extraversion, Offenheit für

Erfahrungen, Verträglichkeit, Gewissenhaftigkeit und emotionale Stabilität. Persönlichkeit besteht aus zwei Hauptkomponenten, Temperament und Charakter, wobei Temperament sich auf emotionale Reaktionen bezieht, zum großen Teil angeboren ist und relativ stabil bleibt. Der Charakter entwickelt sich im Laufe des Lebens und ist zum großen Teil von kulturellen Einflüssen und persönlichen Erfahrungen geformt.

Die »Big Five«-Persönlichkeitsmerkmale

Geselligkeit, positive Aktivität **Gegenteil: schweigsam, zurückgezogen**	**Extraversion**
Interpersonales Verhalten **Vertrauen, Kooperation** **Gegenteil: misstrauisch, kühl**	**Verträglichkeit**
Sorgfalt, Zuverlässigkeit **Gegenteil: Nachlässigkeit, Ungenauigkeit**	**Gewissenhaftigkeit**
Ausgeglichen, entspannt, gelassen **Gegenteil: unausgeglichen, nervös, ängstlich**	**Emotionale Stabilität**
Interesse an neuen Erfahrungen, Erlebnissen, Eindrücken **Gegenteil: Konservatismus**	**Offenheit für Erfahrungen**

Angesichts der Komplexität von Begriffen wie Intelligenz und Persönlichkeit ist es offensichtlich, dass beide nicht allein auf den Einfluss einzelner Gene zurückzuführen sind. Sie resultieren aus der ständigen individuellen Interaktion von Vererbung und Erfahrung. Die Untersuchung einzelner Komponenten von Intelligenz und Persönlichkeit hilft uns, diese Interaktion besser zu verstehen.

Heritabilität Der Begriff »Heritabilität« beschreibt den Einfluss der Gene auf individuelle Unterschiede und wird erforscht, indem man Adoptivkinder mit ihren biologischen und mit ihren Adoptiveltern vergleicht. Auch Untersuchungen an ein- und zweieiigen Zwillingen dienen der Erhellung dieser Frage.

Es ist zu betonen, dass Unterschiede zwischen Individuen größer sind als durchschnittliche Unterschiede zwischen Gruppen, wie zum Beispiel Mädchen und Jungen. Hinzu kommt, dass die Ursachen, die zu individuellen Unterschieden führen, nicht unbedingt die gleichen sind, die zu durchschnittlichen Unterschieden zwischen Gruppen führen. Die individuellen Unterschiede bei Tests etwa der Sprachfähigkeit können zum großen Teil durch genetische Faktoren bedingt sein. Aber die durchschnittlichen Unterschiede in den Leistungen von Gruppen, wie etwa Mädchen und Jungen, können häufig durch soziale Faktoren bedingt sein.

Vererbung und Umwelt

Bewährte Methoden, um den Einfluss von Vererbung und Umwelt auf Intelligenz und Persönlichkeit in Menschen zu studieren,

sind Vergleichsstudien von Zwillingspaaren: Ein- oder zweieiige Zwillinge, die entweder getrennt oder zusammen aufwachsen.

Der Anteil der Unterschiede (Varianz) zwischen Paaren von Individuen: 0 bedeutet keine Korrelation, 1 eine absolute Korrelation. Korrelation sagt aber nichts über Kausalität. Wenn zwei Ereignisse zur gleichen Zeit stattfinden, ist das noch kein Beweis dafür, dass das eine das andere bewirkt hat. Zum Beispiel: Im 19. Jahrhundert wurden eine gleichzeitige Abnahme des Storchenbestands und der menschlichen Geburtenzahl festgestellt.

Korrelation

Heritabilität beschreibt, zu welchem Anteil eine Varianz (ein Unterschied) eines Individuums zur Gruppe oder zu einem anderen Individuum durch genetische Faktoren bestimmt ist – es beschreibt also nicht den direkten Einfluss der Gene auf eine bestimmte Eigenschaft.

Heritabilität

Kinder, die in der gleichen Familie aufwachsen, erleben viele Aspekte ihrer Umwelt gemeinsam: Sie wachsen zum Beispiel in der gleichen Kultur auf, sprechen die gleiche Sprache. Andere Aspekte erleben sie nicht gemeinsam: Sie werden zum Beispiel strenger oder weniger streng erzogen. Je nach Temperament oder Persönlichkeit werden Ereignisse von Kindern unterschiedlich empfunden.

Gemeinsam erlebte und nicht gemeinsam erlebte Umgebung

Intelligenz und genetische Unterschiede

Zusammengefasste Resultate der vielen Untersuchungen auf diesem Gebiet weisen darauf hin, dass genetische Unterschiede zwischen einzelnen Menschen etwa zur Hälfte für individuelle Unterschiede im IQ verantwortlich sind. Ein unerwartetes Ergebnis lieferte die Bestimmung der prozentualen Heritabilität des IQ während der Entwicklung. Zu erwarten war, dass bei Kindern Umgebungsfaktoren mit zunehmendem Alter eine immer größere Rolle spielen würden, da sie ständig neue Erfahrungen machen. Von der Kindheit bis zum Erwachsenenalter nahm aber die Heritabilität, also die Bedeutung der Vererbung, von 15 Prozent auf 40 Prozent zu. Die Gründe für diese Entwicklung sind nicht klar. Möglich ist, dass während der Entwicklung weitere Gene aktiviert werden, die einen zunehmenden Einfluss auf die sich entfaltenden kognitiven Fähigkeiten haben. Darüber hinaus vermutet man, dass die gemeinsam erlebte Umgebung weniger stark ins Gewicht fällt, verglichen mit der nicht gemeinsam erlebten Umgebung, in der genetische Unterschiede ein größeres Gewicht haben.

Kognitive Leistungen

Untersucht wurde nicht nur der IQ als Ganzes, sondern auch einzelne kognitive Leistungen. In einer groß angelegten Familienstudie mit 2000 traditionellen Mutter-Vater-Kind-Familien und über 6000 Einzelpersonen wurden 15 kognitive Tests durchgeführt, zum Beispiel zu sprachlichen Fähigkeiten und räumlichem Denkvermögen, Wahrnehmungsgeschwindigkeit und Gedächtnisleistung. Die Tests zeigten für diese kognitiven Leistungen eine Heritabilität um 40 Prozent. Innerhalb einer Familie waren die Ähnlichkeiten bei den verbalen und räumlichen Tests größer als bei Wahrnehmungsgeschwindigkeit und Gedächtnis.

In einer schwedischen Studie wurden die Schulleistungen von 352 eineiigen Zwillingspaaren mit 668 zweieiigen Zwillingspaaren verglichen. Die Resultate für die eineiigen Zwillinge zeigten wie erwartet eine hohe Korrelation von 0.72 für Lesen, 0.76 für Schreiben, 0.81 für Rechnen und 0.80 für Geschichte. Die Resultate für die zweieiigen Zwillinge zeigten geringe Korrelationen von 0.57 für Lesen, 0.50 für Schreiben, 0.48 für Rechnen und 0.48 für Geschichte. Diese Untersuchung macht den substantiellen Einfluss der Gene auf Schulleistungen deutlich.

Einfluss der Gene auf Schulleistungen

Interessant ist die Frage, inwieweit Kreativität vererblich ist. Kreatives Denken wird oft als die Fähigkeit definiert, in diverse Richtungen zu denken, statt sich nur auf eine »einzig richtige« Lösung eines Problems zu konzentrieren. Was lässt sich zum Beispiel aus einem Backstein machen? 63 eineiige Zwillingspaaren und 54 zweieiige Zwillingspaare lösten 11 verschiedene Aufgaben dieser Art. Das Alter der Probanden war 13 bis 19 Jahre. Die Tests für diese Art Kreativität ergaben eine Heritabilität von nur 25 Prozent, also deutlich niedriger als die Resultate für andere spezifische kognitive Fähigkeiten. Zudem zeigte sich, dass zwischen IQ und Kreativität lediglich ein geringer Zusammenhang besteht. Offenbar hat die familiäre Umgebung einen größeren Einfluss auf Kreativität als die Gene. Ist also Intelli-

Vererbung von Kreativität

genz zum größten Teil genetisch bedingt – oder hängt die Antwort von der jeweils verwendeten Definition der Intelligenz und dem Alter der Testpersonen ab?

Persönlichkeit und Einfluss der Umwelt Ebenso wie Studien über Vererbung und Intelligenz zeigen auch Untersuchungen zum Einfluss von Genetik und Umwelt auf die Persönlichkeit unterschiedliche Wirkungen auf einzelne Eigenschaften. Fasst man die Resultate der verschiedenen Zwillingsforschungsprojekte zusammen, die bis zu 25 000 Zwillingspaare umfassen, so ergibt sich der Schluss, dass der Einfluss der Gene auf die Persönlichkeit beträchtlich sein *kann*. Trotzdem können aber Umweltfaktoren entscheidend sein. Untersucht wurden verschiedene Persönlichkeitsmerkmale sowie Verhaltensmuster wie Kriminalität und Alkoholismus.

Von den Persönlichkeitsmerkmalen zeigen Extraversion (speziell das Ausmaß, in dem Individuen die Gesellschaft von anderen genießen) und emotionale Stabilität (ausgeglichene Stimmungslage) den höchsten Grad von genetischem Einfluss. Einen starken Einfluss der Gene zeigt auch Konservatismus, das Gegenteil von Offenheit gegenüber neuen Erfahrungen. In Bezug auf Religiosität und kirchliches Engagement scheinen Umweltfaktoren entscheidend zu sein. Auch für die Einstellung gegenüber Fremden oder Menschen anderer Ethnien ließ sich kein wesentlicher genetischer Einfluss feststellen.

Eine Studie über misshandelte Kinder und ihr Risiko, an einer Depression zu erkranken, ist ein gutes Beispiel für das Zusammenwirken von genetischer Anlage und Umwelt. Eine Gruppe der misshandelten Kinder in dieser Studie hatte ein normales Gen, das am Transport des Neurotransmitters Serotonin beteiligt ist. Nur 10 Prozent dieser Kinder erlitten eine spätere Depression, im Gegensatz zu 20 Prozent der Kinder mit einer mutierten Form dieses Gens. Erhielten jedoch misshandelte Kinder mit der mutierten Form des Gens eine ausreichende Unterstützung durch die Menschen in ihrer Umwelt, war ihr Risiko, an einer Depression zu erkranken, ähnlich niedrig wie bei den Kindern mit dem normalen Gen. Das Beispiel zeigt, dass die Genetik einen Einfluss auf die Schädlichkeit negativer Erfahrungen haben kann. Die negativen Auswirkungen

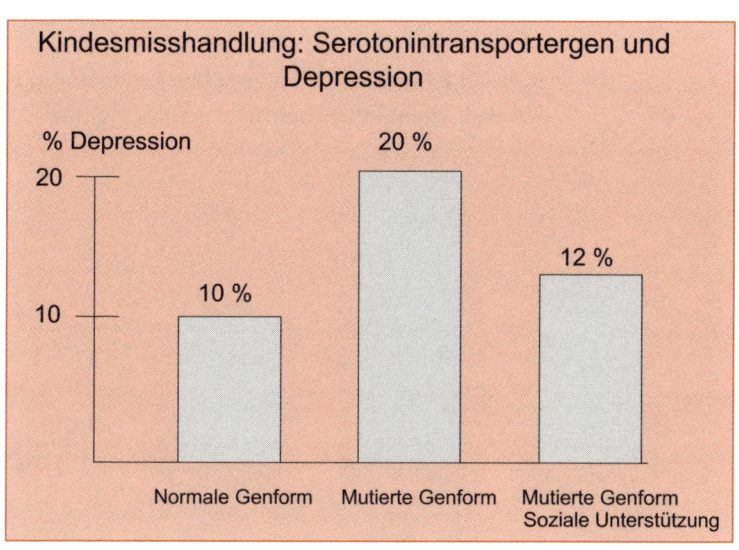

Kindesmisshandlung: Serotonintransportergen und Depression

können jedoch durch soziale Maßnahmen reduziert werden.

Die in der Überschrift formulierte Behauptung, dass Intelligenz vorwiegend durch die Genetik bestimmt wird und Persönlichkeit durch die Umgebung, wird in dieser Ausschließlichkeit durch die vorliegenden wissenschaftlichen Erkenntnisse nicht bestätigt. Die Einflüsse von Genetik und Umwelt sind zu sehr miteinander verflochten. Um es mit den Worten des Nobelpreisträgers Eric Kandel zu sagen: »Nurture works through Nature.« (»Die Umwelt wirkt über die Biologie.«)

Schwer trennbare Einflüsse

Grob kann wie folgt zusammengefasst werden: Bei Intelligenz und Persönlichkeit spielt die *Interaktion* von Genetik und Umwelt eine entscheidende Rolle. Für die Intelligenz ist der Einfluss der Gene etwas größer, für die Persönlichkeit der Einfluss der Umwelt. Wichtig ist jedoch: Der Mensch ist nicht der Sklave seiner Gene, und die Umwelt allein bestimmt nicht sein Schicksal.

»Die linke und die rechte Hirnhälfte sind für verschiedene Funktionen zuständig«

Spezialisierung und Zusammenarbeit der Hemisphären

Es stimmt, dass unser Gehirn aus zwei Hälften (Hemisphären) besteht, die fast identisch aussehen, jedoch zum Teil unterschiedliche Funktionen ausüben. Doch die Vorstellung, dass sich im Kopf zwei selbstständige Gehirne befinden, ist falsch. Ein Grund für diese Annahme liegt wohl in der Methode, mit deren Hilfe in der frühen Phase der Hirnforschung die verschiedenen Funktionen der beiden Hirnhälften festgestellt wurden. Dabei wurden verschiedene Funktionen spezifischen Hirnstrukturen zugerechnet, wenn eine Verletzung der entsprechenden Struktur zu bestimmten Ausfällen führte (Defizienzmodell). Durch moderne bildgebende Verfahren kann aber heute das intakte Gehirn gewissermaßen »bei der Arbeit« beobachtet werden. Diese Verfahren haben allerdings auch einen Nachteil: Sie zeigen nur die Regionen höchster Aktivität, während Regionen mit geringerer Aktivität nicht sichtbar gemacht werden. Dies kann zu der falschen Annahme führen, dass in diesen Regionen keinerlei Aktivität stattfinde.

Zwei selbstständige Gehirne im Kopf?

Die beiden Hirnhälften haben zwar ihre spezifischen funktionellen Schwerpunkte. Sie sind aber, hauptsächlich durch das Corpus callosum (Balken), eng miteinander verbunden und tau-

Beide Hirnhälften haben ihre Schwerpunkte

schen ständig ihre Informationen aus. Sie arbeiten komplementär, also sich gegenseitig ergänzend. Eine spezifische Funktion ist daher selten bis nie nur auf eine Hemisphäre beschränkt.

Es sind immer beide Hirnhälften aktiv

Praktisch immer sind beide Hirnhälften zusammen aktiv, allerdings nicht im gleichen Ausmaß. An den Beispielen von Sprache und Musik soll die Spezialisierung, aber auch die Zusammenarbeit der beiden Hirnhälften näher dargestellt werden.

Töne werden in beiden Hemisphären gleichzeitig verarbeitet und zu einem Ganzen zusammengeführt, wobei die linke Hemisphäre mehr die einzelnen Tonelemente verarbeitet, während die rechte Hemisphäre sich mehr mit der »Melodie« befasst. Übung kann aber die Verteilung der Funktionen verändern. Bei Musikern aktiviert sowohl die Wahrnehmung von Melodien und Tonhöhe wie auch die Analyse von komplexen musikalischen Strukturen hauptsächlich die linke Hemisphäre, während diese Elemente bei Nicht-Musikern hauptsächlich die rechte Hemisphäre aktivieren. Bei der Verarbeitung von Rhythmen ist es genau umgekehrt: bei Musikern wird die rechte Hirnhälfte vermehrt aktiviert, bei nicht musikalisch aktiven Menschen die linke. Die Ursache dafür ist nicht bekannt.

Wie das Gehirn Musik verarbeitet

Musik hören zeigt unterschiedliche Wirkungen auf die Durchblutung in den beiden Hemisphären von Musikern und Nicht-Musikern. Wenn Nicht-Musiker angenehme harmonische Madrigale hörten, stieg der Blutfluss zur rechten Hemisphäre an. Nicht so bei Musikern, bei denen der Blutfluss in die linke Hirnhälfte zunahm. Wahrscheinlich spielte die intensive »intellektuelle« Verarbeitung des Gehörten eine Rolle. Setzte man hingegen Nicht-Musiker wie Musiker Rockmusik mit ausgeprägten Rhythmen aus, wurden beide Hemisphären im gleichen Ausmaß durchblutet.

Auch das Empfinden von Musik kann nicht ohne weiteres der einen oder anderen Hirnhälfte zugeordnet werden. Experimente haben gezeigt, dass Musik, die als angenehm empfunden wird, hauptsächlich die linke Hirnhälfte anregt und Musik, die als unangenehm empfunden wird, eher die rechte.

Musik weist eine Struktur auf, die vergleichbar mit dem Satzbau der Sprache ist. Sie wird zum Teil auch in den gleichen Hirnregionen wie Sprache verarbeitet. Wenn in einem Musikstück harmonisch »falsche« Sequenzen eingeführt werden, werden diese im EEG von Zuhörern registriert, und zwar sowohl im Broca-Zentrum der linken Hemisphäre wie auch in der entsprechenden Region der rechten Hemisphäre. Es ist bekannt, dass das Broca-Zentrum an der Syntaxanalyse von gehörter Sprache beteiligt ist.

Musik und Sprache haben viel gemeinsam

Die Beziehung von Prosodie (Sprachmelodie) und Musik zeigt sich auch in der Beobachtung, dass musikalisches Training das »Heraushören« von prosodischen Informationen in der Sprache verbessert. Sehr viel Information, besonders solche mit emotionalem Gehalt, ist nicht in den Worten selbst enthalten, sondern in Betonung und Satzrhythmus. Eine erhöhte Sensibilität für diese Merkmale erlaubt das bessere Erfassen ironischer oder humorvoller Bedeutungen.

Sprachverarbeitung im Gehirn Bei den meisten erwachsenden Menschen befinden sich die prominentesten Sprachregionen in der linken Hirnrinde. Es sind das Broca-Areal, das speziell an der Verarbeitung von einzelnen Sprachlauten beteiligt ist, und das Wernicke-Areal, das sich mit dem Sinn der Wörter und Sätze befasst. Doch diese Sprachregionen haben keine festen Grenzen, und die Lokalisierung ihrer Funktionen kann von Mensch zu Mensch verschieden sein. Die Spezialisierung der Hemisphären beginnt früh und entsteht im Verlauf der Entwicklung. In den ersten Jahren spielt die Verarbeitung von melodischen Sprachelementen (Prosodie) eine große Rolle. Mütter sprechen automatisch mit singender Stimme, wenn sie mit ihren Babys reden. In einem Experiment wurden schlafenden Kindern im Alter von drei Monaten Tonbänder mit modulierter oder flacher, monotoner Sprache vorgespielt. Während die Babys die modulierte Sprache hörten, wurde ihre rechte Hemisphäre deutlich stärker aktiviert als ihre linke.

Bis zum Alter von ungefähr vier Jahren verlagert sich der Schwerpunkt in der Sprachverarbeitung von der rechten auf die linke Hirnhälfte. Während dieser Zeit entwickeln sich die Sprachfähigkeiten in rasender Geschwindigkeit vom Lallen über das Brabbeln bis zur Aussprache von Wörtern und ganzen Sätzen.

Obwohl die Analyse von Sprachlauten und Satzstrukturen hauptsächlich von der linken Hemisphäre übernommen wird, umfasst die menschliche Kommunikation wesentliche Elemente, die eher zu den Aufgaben der rechten Hemisphäre gehören. Ein Bereich ist die emotionale Färbung von Äußerungen. Bei Verletzungen der rechten Hemisphäre verlieren Patienten die Fähigkeit, ihre Stimme zu modulieren. Ihren Sätzen fehlt die natürliche Betonung, die die Bedeutung unterstreicht.

Hirnverletzungen und Sprache

Weil die rechte Hemisphäre eine wichtige Rolle beim Verständnis von zusammenhängenden Fakten oder Episoden spielt, haben Patienten mit Verletzungen der rechten Hemisphäre oft Schwierigkeiten, die entscheidenden Fakten in einer Erzählung zu bemerken. Es fällt ihnen zum Beispiel schwer, Witze zu verstehen.

Während eines Gesprächs sind beide Hemisphären aktiv. Wenn es darum geht, zu bemerken, dass das Thema gewechselt wurde, dann werden die Sprachareale der rechten Hemisphäre sowie der rechte Präfrontal-Kortex aktiviert. Geht es darum, den Sinn der Konversation zu erfassen, werden die Sprachzentren der linken Hemisphäre aktiviert. Wenn wir ein Gespräch in einer fremden Sprache führen oder das Resultat einer Computerübersetzung lesen, werden wir uns der vielen Ebenen bewusst, auf denen menschliche

Kommunikation stattfindet. Wörter haben nicht nur eine konkrete, »wörtliche« Beziehung zu Objekten und Situationen, sondern sie werden auch als Sinnbild oder im ironischen Sinne gebraucht. Wissenschaftler beginnen jetzt, auch diese Ebenen zu erforschen. Äußerungen, die als Sinnbild (Metapher) dienen, verursachen beim Lesen eine höhere Aktivierung in der linken Hemisphäre als wörtliche oder ironische Aussagen. Ironische Äußerungen zeigen eine höhere Aktivität in der rechten Hemisphäre.

Die beiden Gehirnhälften arbeiten zusammen

Schwerpunkte vor allem in der linken Gehirnhälfte		Schwerpunkte vor allem in der rechten Gehirnhälfte
Töne wahrnehmen	*Musik*	Melodie wahrnehmen
einzelne Laute	*Sprache*	Prosodie (Sprachmelodie)
Namen für Objekte	*Sprache*	»Bilder« der Objekte
Einzelheiten in einem Bild sehen	*Sehen*	das ganze Bild sehen
Fakten	*Gedächtnis*	Ereignisse
eher positive	*Emotionen*	eher negative
Abstraktes Verarbeiten	*»Denken«*	konkretes Verarbeiten
rechte Körperseite	*Körperbewegungen*	linke Körperseite

Die enge Zusammenarbeit der beiden Hirnhälften ist nicht nur typisch für Sprache und Musik. Die obenstehende Tabelle zeigt die Beiträge der linken und rechten Hemisphäre zu weiteren zentralen Funktionen wie etwa Sehen oder Bewegung. Obwohl die beiden Hirnhälften verschiedene funktionelle Schwerpunkte haben, gibt es keine Beweise dafür, dass eine kreative, emotionale Denkart ausschließlich in der rechten Hirnhälfte entsteht, ebenso wenig wie eine logische, rationale Denkart ausschließlich der linken Hirnhälfte zugeteilt werden kann. Es kann auch nicht von einer linkshemisphären oder rechtshemisphären Persönlichkeit gesprochen werden.

Die rechts- oder links-hemisphärische Persönlichkeit gibt es nicht

Es ist wichtig festzuhalten, dass die Existenz von zwei Hirnhälften die Kapazität des gesamten Gehirns um ein Vielfaches erhöht. Erst das Zusammenfügen von Inhalten aus beiden Quellen vermittelt uns das Gefühl, in unserem Erleben und Handeln, Denken und Fühlen ein Ganzes zu sein.

»Frauen denken anders als Männer«

Geschlechtsspezifische Unterschiede der Gehirnfunktionen

Geschlechts-
unterschiede:
genetisch und
soziokulturell
bedingt

Bei einer Konferenz im Jahre 2005 zur Frage, warum so viel weniger Frauen akademische Positionen innehaben als Männer, erklärte der Präsident der Harvard-Universität, dass angeborene Unterschiede im Gehirn mit ein Grund dafür sein könnten. Diese Äußerung entzündete von neuem den seit langem schwelenden Konflikt zwischen Anhängern der genetischen Theorie und Menschen, die die Ursachen von solchen Ungleichheiten ausschließlich im soziokulturellen Bereich sehen. Vorurteile und die oft rein emotionalen Reaktionen auf sie versperren den Weg zu Erkenntnissen, die nicht nur für Erziehung und Ausbildung wichtige Konsequenzen haben könnten, sondern auch für die kreative Lösung vieler gesellschaftlich anstehender Probleme.

Soziokulturelle Einflüsse sind allgegenwärtig und haben einen großen Einfluss auf unser Verhalten. Doch biologische Unterschiede zwischen den Gehirnen von Frauen und Männern sind ebenfalls eine Tatsache, und diese Unterschiede sind strukturell, physiologisch und biochemisch. Sie haben einen Einfluss auf Wahrnehmung, Denken, Erinnerungsbildung und die Verarbeitung von emotionalen Reaktionen und Stress.

Es sollte keine Überraschung sein, dass Männer- und Frauengehirne unterschiedlich aufgebaut sind. Schließlich enthalten sämtliche Körperzellen die genetischen Anweisungen für die Entwicklung einer Frau oder eines Mannes, damit also auch das Gehirn. Im Allgemeinen ist die weibliche Hirnentwicklung der männlichen zeitlich voraus. Dies könnte auf den Einfluss von weiblichen Geschlechtshormonen zurückzuführen sein.

Schon vor der Geburt können die Einflüsse der vom Fötus gebildeten Geschlechtshormone festgestellt werden. Bei weiblichen Föten wachsen die Nerven vom Stammhirn schneller zu den Gesichtsmuskeln als bei männlichen Föten. So führen weibliche Föten schon in der 16. Schwangerschaftswoche Mundbewegungen aus, die bei männlichen Föten erst in der 20. Schwangerschaftswoche auftreten.

Im sechsten Schwangerschaftsmonat zeigen weibliche Föten einige Wochen vor männlichen die Fähigkeit zum Habituieren. Dies bedeutet, dass der Fötus auf kurze, sich wiederholende Reize (zum Beispiel den gleichen Ton) immer weniger reagiert und schließlich den Reiz nicht mehr beachtet – eine frühe Form des Lernens. Die Entwicklung der elektrischen Hirnaktivität verläuft bei weiblichen Föten schneller als bei männlichen – ein Hinweis auf eine frühere Reifung der Hirnrinde.

Auch bei Neugeborenen – also bevor soziokulturelle Einflüsse ihre Wirkung ausüben können –

Frühe biologische Unterschiede

sind Geschlechtsunterschiede im Verhalten zu beobachten. Neugeborene Mädchen reagieren schneller als neugeborene Jungen auf andere schreiende Babys. Zudem schauen sie länger auf Fotos von Gesichtern. Jungen bevorzugen mechanische Objekte, zum Beispiel Bilder von Autos. Interessant ist, dass ähnliche Verhaltensunterschiede auch bei Affenbabys zu beobachten sind. Die weiblichen Affenbabys zeigen eine größere Aufmerksamkeit für Puppen, die männlichen für Autos oder Bälle. Einige Verhaltensmuster sind angeboren und beruhen offenbar auf einer biologischen Grundlage. Ein besseres Verständnis der Unterschiede in der Hirnentwicklung und der Verarbeitung von Reizen aus der Umwelt hilft, auch die Einflüsse der Umgebung auf das Verhalten besser zu verstehen.

Geschlechtsunterschiede im Erwachsenengehirn

Untersuchungen haben ergeben, dass Frauen im Allgemeinen bessere Resultate bei Aufgaben erzielen, die den Einsatz von Sprachfähigkeiten erfordern. Männer dagegen erzielen bessere Ergebnisse, wenn das räumliche Vorstellungsvermögen gefordert ist. Es ist interessant, dass Hormonschwankungen die Leistungen von Frauen vorübergehend beeinflussen können. Bei hohem Östrogenspiegel (kurz vor dem Eisprung) zeigen Frauen eine gesteigerte sprachliche Ausdrucksfähigkeit, eine verbesserte Feinmotorik und ein vermindertes räumliches Vorstellungsvermögen. Bei hohem Progesteronspiegel (nach dem Eisprung) verbessert sich dagegen ihr räumliches Vorstellungsvermögen.

Zwischen den Gehirnen von Frauen und Män- **Hirnrinde**
nern gibt es klare anatomische Unterschiede.
Nach neuen MRI-Untersuchungen ist die Hirnrinde bei Frauen dicker als bei Männern und hat
mehr Windungen (Gyri). Das Frauengehirn zeigt
eine dichtere Vernetzung der Nervenzellen sowohl im kognitiven Teil wie auch im limbischen
Teil des Stirnhirns. Dasselbe gilt für das Schläfenhirn, in dem wichtige Sprachzentren lokalisiert
sind. Das Scheitelgehirn hingegen, das an der
räumlichen Wahrnehmung beteiligt ist, weist bei
Männern mehr vernetzte Neuronen auf als bei
Frauen. Interessanterweise ist die Vernetzung
auch in der Amygdala – einem Organ, das an der **Amygdala**
Verarbeitung von emotionalen Reizen beteiligt
ist – bei Männern dichter. Könnten Männer vielleicht »emotionaler« sein, als häufig angenommen wird?

Untersuchungen haben ergeben, dass die beiden
Hirnhälften bei Frauen funktionell enger verbunden sind als bei Männern. Frauen benutzen
bei der Verarbeitung von Sprache vorwiegend
beide Hemisphären im gleichen Ausmaß, während Männer vorwiegend die linke Hemisphäre
benutzen. Das Corpus callosum (Balken), das die **Balken**
beiden Hirnhälften verbindet, ist bei Frauen relativ zur Hirngröße dicker als bei Männern und
enthält mehr Nervenverbindungen. Dies ist ein
Hinweis darauf, das die beiden Hirnhälften bei
Frauen stärker verbunden sind als bei Männern
und dass Frauen die Inhalte der beiden Hirnhälften effizienter integrieren können.

Mit Hilfe von Magnetresonanz-Verfahren kann die Dichte des Hirngewebes untersucht werden. Bei Frauen ist die Vernetzungsdichte in beiden Hemisphären ähnlich. Bei Männern ist sie asymmetrisch. Wenn Frauen eine Denkaufgabe lösen, sind auch häufiger beide Hemisphären im gleichen Ausmaß aktiviert; bei Männern ist die Aktivität in einer Hemisphäre stärker als in der anderen.

Verschiedene Denkprozesse?

Verschiedene Studien legen nahe, dass Männer und Frauen verschiedene Denkprozesse einsetzen. Wenn im Gehirn der limbische Präfrontal-Kortex verletzt ist, führt dies zu Störungen bei Entscheidungsprozessen. Bei Frauen zeigen sich diese Funktionsausfälle vorwiegend infolge von Verletzungen der linken Hemisphäre, bei Männern infolge von Verletzungen der rechten Hemisphäre. Diese Befunde könnten bedeuten, dass Männer beim Entscheiden eher eine holistische, ganzheitliche Strategie einsetzen, während Frauen eine eher analytische, sprachlich formulierte Strategie anwenden.

In den folgenden Gebieten wurden zwischen Männern und Frauen keine wesentlichen Unterschiede festgestellt:

Logisches Denken

Verstehen komplexer Zusammenhänge

Moralische Vorstellungen

Gerechtigkeitsempfinden

Messungen der Hirnaktivität beim Lösen von Intelligenztests, die so weit wie möglich sprachliche Fähigkeiten ausklammern (Raven-Test), zeigen Unterschiede zwischen Männern und Frauen. Bei zunehmender Komplexität der Aufgaben erhöht sich die Durchblutung im Gehirn. Bei Frauen zeigt sich eine Zunahme des Blutflusses in der linken Hemisphäre, in der eher die verschiedenen Einzelheiten verarbeitet werden. Bei Männern findet sich die Blutflusszunahme in der rechten Hemisphäre, die eher für die Verarbeitung des »Ganzen« zuständig ist.

Im Alltag ist häufig zu beobachten, dass Männer und Frauen für das Erledigen von Aufgaben verschiedene Strategien einsetzen – obwohl sie oft zum gleichen Resultat kommen. Diese Unterschiede werden heute mit bildgebenden Verfahren untersucht. Bei entsprechenden Studien aktivierten Frauen, etwa um zu entscheiden, welches Lebensmittel zu kaufen sei, ein weites neurales Netzwerk, das vermutlich die Erfahrungen von früheren Einkäufen einschloss. Männer dagegen aktivierten ein anderes Netzwerk, eines, das vielleicht eher Information über ihnen vertraute Markennamen enthielt.

Aktivierung unterschiedlicher Netzwerke

Interessant sind Geschlechtsunterschiede bei der Verarbeitung von Witzen und beim Anschauen von Cartoons. Frauen wie Männer aktivieren dabei die gleichen Hirnregionen, die am Verständnis der Wort- und Satzbedeutung oder beim Erfassen des Vergleichs von zwei Situationen beteiligt sind. Bei Frauen findet jedoch eine stär-

kere Aktivierung des Stirnhirns und der Sprachzentren statt als bei Männern. Bei Frauen sind
auch die limbischen Regionen des Gehirns stärker aktiviert als bei Männern.

**Emotionale
Verarbeitung
von Ereignissen**

Emotional bewegende Ereignisse werden allge-
mein mit einer größeren Wahrscheinlichkeit im
Gedächtnis gespeichert als neutrale Ereignisse.
Die Amygdala spielt dabei eine wichtige Rolle. In
einem Experiment wurde Männern und Frauen
ein Film gezeigt, in dem ein Junge auf einem Spa-
ziergang mit seiner Mutter von einem Auto überfahren wurde. Diese Filmsequenz aktivierte bei
Frauen die linke Amygdala, bei Männern hingegen die rechte Amygdala. Die unterschiedliche
Aktivierung in beiden Hemisphären der Männer
und Frauen trat schon nach 300 Millisekunden
(0,3 Sekunden) auf. In diesen 0,3 Sekunden
konnten die untersuchten Personen kaum bewusst interpretieren, was sie gesehen hatten.

Eine Woche später wurden die Erinnerungen der
Untersuchungsteilnehmer getestet. Die Männer
erinnerten sich mehr an das Ereignis als Ganzes,
das heißt daran, dass ein Junge von einem Auto
überfahren wurde. Die Frauen erinnerten sich
auch an den Unfall, hatten sich aber zusätzliche
Einzelheiten besser gemerkt als die Männer. Sie
wussten zum Beispiel, dass der Junge vor dem
Unfall einen Ball in seinen Händen gehalten
hatte. Es wird angenommen, dass die rechte Hemisphäre eher das Geschehen als Ganzes (Kind
wird von Auto überfahren) erfasst, während die
linke die Details dazu registriert.

Schon das Anschauen von emotionalen Bildern führt zu verschiedenen Aktivitätsmustern bei Männern und Frauen. Wurden Testpersonen Bilder von traurigen Situationen gezeigt, zum Beispiel das Bild eines sterbenden Kindes, erfolgte bei Frauen als Reaktion auf die Bilder eine bedeutend höhere Aktivierung des limbischen, emotionalen Systems als bei den männlichen Testpersonen. Bei Frauen könnte eine erhöhte Sensibilität für traumatische Ereignisse vorliegen, die möglicherweise in einem Zusammenhang mit einer höheren Anfälligkeit für Depressionen steht.

Beim Vorliegen einer Depression wird häufig eine verminderte Bildung von Serotonin festgestellt, das eine wichtige Rolle für die Gemütsverfassung spielt. Bei Männern ist die Serotoninproduktion bis zu 52 Prozent höher als bei Frauen, was ein gewisser Schutzfaktor gegen Depressionen sein könnte.

Serotonin-produktion und Depression

Zusammenfassend lässt sich sagen, dass die Hirnforschung Unterschiede im Denken zwischen Frauen und Männern festgestellt hat. Diese Unterschiede erklären aber nicht den geringeren Anteil der Frauen etwa in akademischen Positionen. Dies ist vielmehr hauptsächlich auf soziale Faktoren zurückzuführen. Die konstitutionellen Unterschiede und die unterschiedlichen Denkweisen von Frauen und Männern rechtfertigen nicht die Diskriminierung eines Geschlechts zugunsten des anderen; sie sind vielmehr eine echte Chance für die Bereicherung unserer Gesellschaft.

»Das Denken entsteht im Kopf, Gefühle entstehen im Bauch«

Warum beides nicht zu trennen ist

Vor einigen Jahren war ich Mitglied einer Kommission, die von der Regierung den Auftrag erhalten hatte, einen von drei zur Verfügung stehenden teuren Magnetresonanztomografen zur Anschaffung auszuwählen. Wir stellten eine vergleichende Liste zusammen mit sämtlichen Anforderungen an den Apparat sowie an die technische Unterstützung und Serviceleistungen. Jede Anforderung wurde nach ihrer Wichtigkeit mit einer Zahl versehen, und wir gingen davon aus, dass der Tomograf mit der höchsten Punktzahl unseren Bedürfnissen am besten entsprechen würde. Zu unserer Überraschung fragte uns der Regierungsvertreter nach sorgfältiger Überprüfung unseres Vorschlags, warum wir unsere subjektiven Gefühle zu den einzelnen Apparaten und der jeweils herstellenden Firma nicht in die Beurteilung einbezogen hätten.

Wie trifft man richtige Entscheidungen? Nach seiner Erfahrung sei die Wahrscheinlichkeit, eine richtige Entscheidung zu treffen, dann am größten, wenn objektive und subjektive Kriterien übereinstimmten. Wir befolgten diesen Rat und konnten nach Jahren intensiver Erfahrungen mit unserem Apparat bestätigen, dass unsere Entscheidung richtig war.

Über mehr als zweitausend Jahre wurden Denken und Fühlen als zwei getrennte Prozesse betrachtet. Bei Plato galt es als Tugend, nicht Sklave der eigenen Leidenschaften zu sein, und bis weit ins 20. Jahrhundert hinein wurden Gefühle oft als Hindernisse empfunden, die dem »reinen«, rationalen Denken im Wege stünden.

Dank der Erkenntnisse der Neurowissenschaft weiß man heute, dass Denken und Fühlen nicht vollständig voneinander getrennt werden können, denn die entsprechenden neuralen Systeme beeinflussen sich gegenseitig. Dies ist auch die Basis der Psychosomatik (Körper-Geist-Beziehung).

Die interpretierende und Ordnung schaffende Verarbeitung von Information	**Denken**
Automatische Reaktionen des Körpers (zum Beispiel Bewegungen, Herzschlag, Atmung, Darmbewegungen, Pupillengröße, Stresshormone) auf emotional bedeutsame Reize. (Dabei spielt das limbische System eine zentrale Rolle.)	**Emotionale Reaktionen**
Verarbeitung der emotionalen Reaktionen im limbischen Stirnhirn.	**Gefühle**

Als Beispiel für die Vernetzung von Denken und Fühlen können wir eine relativ einfache, alltägliche Situation heranziehen: Ein Mensch sieht eine Spinne. Das Auge sendet das »Bild« an den Thalamus im Inneren des Gehirns. Sofort werden Impulse an die Amygdala geleitet, ein Organ, das stark auf neue und emotionale Situationen rea-

Unbewusste emotionale Reaktionen

giert. Die Amygdala schickt Botschaften an weitere Strukturen im Gehirn. Impulse erreichen die Basalganglien, die die Muskeln zum Erstarren bringen. Impulse, die den Hirnstamm erreichen, beschleunigen den Puls und bringen den Atem zum Stocken. Der Hypothalamus veranlasst eine Hormonausschüttung, die den Körper in Alarmbereitschaft versetzt, um zu kämpfen oder der Gefahr zu entfliehen. Diese Reaktionen werden als emotionale Reaktionen bezeichnet und erfolgen automatisch und unbewusst.

Kämpfen oder fliehen?

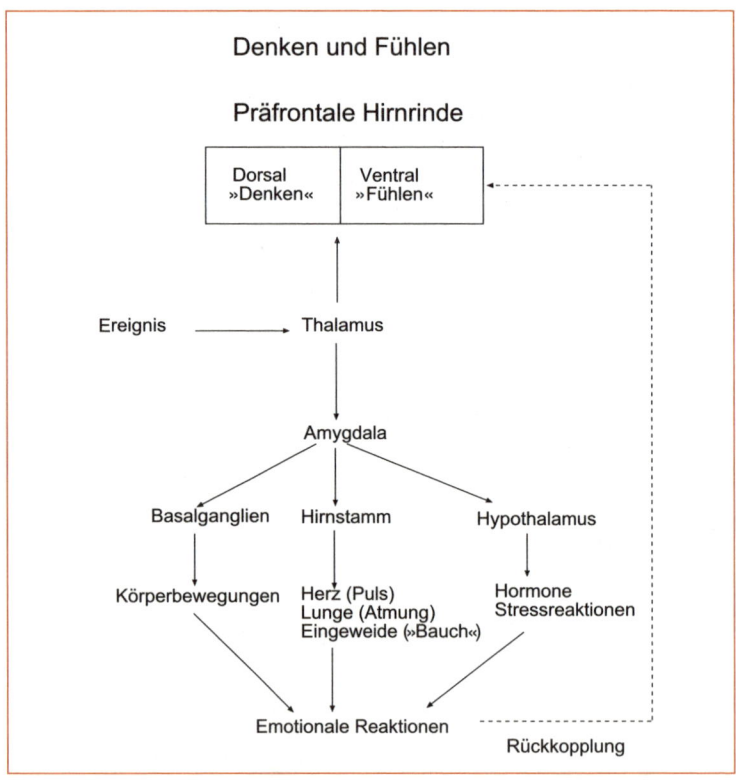

Denken und Fühlen

Präfrontale Hirnrinde

| Dorsal »Denken« | Ventral »Fühlen« |

Ereignis ⟶ Thalamus

Amygdala

Basalganglien   Hirnstamm   Hypothalamus

Körperbewegungen   Herz (Puls) Lunge (Atmung) Eingeweide (»Bauch«)   Hormone Stressreaktionen

Emotionale Reaktionen   Rückkopplung

Etwas später erreichen die Signale vom Thalamus den Präfrontal-Kortex, der die Situation auf der Basis von Wissen und Erfahrungen analysiert und daraufhin feststellt, dass die Spinne nicht gefährlich ist und es keinen Grund zur Flucht gibt. Inzwischen treffen die Mitteilungen der emotionalen Reaktionen mittels Rückkopplung im Präfrontal-Kortex ein, der die emotionalen Körperreaktionen als Gefühle interpretiert. Im Gegensatz zu den emotionalen Reaktionen, die automatisch und unbewusst ablaufen, sind Gefühle uns zum großen Teil bewusst. Trotz des Wissens um die Ungefährlichkeit der Spinne bleibt ein Gefühl des Unbehagens, das gelegentlich als »Bauchgefühl« bezeichnet wird.

Was hat es auf sich mit dem in den letzten Jahren viel zitierten »Bauchgehirn«? Es ist eine Tatsache, dass sich ein riesiges Netzwerk von etwa 100 Millionen Nervenzellen im Bauch befindet und die Funktionen der inneren Organe reguliert. (Im Kopf befinden sich etwa 100 Milliarden Nervenzellen.) Zwischen den »Kopfneuronen« und den »Bauchneuronen« bestehen große Ähnlichkeiten: Beide Nervenzelltypen nehmen Signale auf und können auf Reize reagieren und Muskeln aktivieren. Auch Bauchneuronen können gewisse Zustände, zum Beispiel Schmerzen, als »Erinnerung« speichern. Ein reger Informationsaustausch findet zwischen dem Gehirn und den inneren Organen statt, wobei etwa neun Zehntel der Impulse in Richtung Gehirn geleitet werden und nur etwa ein Zehntel vom Gehirn in die Organe. So erhält das Gehirn eine enorme Menge Infor-

Gibt es ein »Bauchgehirn«?

mationen aus den inneren Organen, mischt sich aber spontan wenig in das Geschehen dort ein. Das heißt, die Bauchorgane sind in ihren Funktionen weitgehend autonom. Doch wenn Signale von der Amygdala die inneren Organe erreichen, können sie sie in Aufruhr versetzen. Man spürt zum Beispiel die »Wut im Bauch.« Es bestehen jedoch keine Hinweise darauf, dass das neurale Bauchnetzwerk die direkte Basis von Denken und Fühlen ist. Der Ausdruck »Bauchgefühl« betrifft aber nicht nur die inneren Organe im Abdomen, sondern auch Signale von anderen Körperorganen wie Herz oder Lunge.

Das Stirnhirn Wenn wir vom »Kopfhirn« sprechen, meinen wir in erster Linie den Teil des Gehirns, der direkt hinter der Stirn liegt (Präfrontal-Kortex). Diese Hirnregion spielt eine zentrale Rolle für das Denken und Fühlen. Die Funktionen des Präfrontal-Kortex im Rahmen eines ganzen Netzwerks können durch Messungen der Hirnaktivität beim Lösen einer Aufgabe beobachtet werden.

Eine weitere Methode beruht auf der Feststellung von Funktionsstörungen, die nach Verletzungen einer bestimmten Hirnregion auftreten. Je nach Lokalisation einer Schädigung haben Patienten zum Beispiel plötzlich Schwierigkeiten, Entscheidungen zu treffen oder ihr Verhalten den sozialen Erfordernissen anzupassen. Es muss hier betont werden, dass diese Beobachtungen nicht beweisen, dass die gestörte oder fehlende Funktion ausschließlich in der verletzten Region lokalisiert war – vielmehr war diese Re-

Probleme nach Hirnschädigung

gion notwendig für die betreffende Funktion, aber sie war nicht hinreichend dafür. Sie war lediglich ein notwendiger Teil des gesamten Netzwerkes, das die spezifische Funktion ermöglicht.

Das Stirnhirn besteht aus einem oberen, kognitiven Teil und einem unteren, limbischen oder »gefühlsbetonten« Teil. Im oberen Teil werden mehrheitlich kognitive Inhalte verarbeitet, wie bewusste Erinnerungen und logisches Denken. Im unteren Teil werden vorwiegend Gefühle, Werte und Motivation verarbeitet. Die beiden Teile sind eng miteinander verbunden.

Die Fähigkeit, Ereignissen und Erlebnissen Bedeutung und Wert zu verleihen, ist das Produkt einer langen Evolution. »Wert verleihen« meint hier die Fähigkeit des Organismus, zu erfassen, was mehr oder weniger wünschenswert ist. Gefühle von Freude, Angst, Kummer, Vergnügen und Schmerz sind treibende Kräfte der Motivation sowohl zum Guten wie auch zum Schlechten im menschlichen Verhalten. Emotionen und Gefühle haben einen starken Einfluss auf unsere Wahrnehmung und unser Denken. Mehr als jede andere Spezies sind wir Begünstigte oder Opfer unserer emotionalen Erfahrungen. Wichtige Entscheidungen sollten im Idealfall durch das Zusammenwirken des kognitiven und des limbischen Präfrontal-Kortex getroffen werden, auf der Basis von Fühlen *und* Denken. Es ist wichtig festzuhalten, dass Denken und Fühlen beide im Gehirn verarbeitet werden und dass es kein Denken ohne Gefühle und keine Gefühle ohne Denken gibt.

Denken und Fühlen im Einklang

»Emotionale Intelligenz ist eine Erfindung der Psychologen«

Die Verarbeitung von Emotionen im Gehirn

Der Begriff »emotionale Intelligenz« wurde 1995, nachdem das gleichnamige Buch des amerikanischen Psychologen Daniel Goleman erschienen war, schlagartig in den Wortschatz von Medien und Öffentlichkeit aufgenommen. Gleichzeitig wurde der Intelligenzquotient (IQ), der im Wesentlichen kognitive Fähigkeiten prüft, als Maßstab für Zufriedenheit und Erfolg im Leben in Zweifel gezogen.

IQ und Lebenszufriedenheit

Nach Schätzungen der Psychologen trug der IQ höchstens 20 Prozent zum Erfolg und Zufriedenheit im Leben bei, während 80 Prozent auf andere Faktoren, wie soziale Umwelt, Persönlichkeit und Zufall, zurückzuführen sei. Einer der Persönlichkeitsfaktoren, die nach Goleman den Erfolg im Leben wesentlich begünstigen, ist die »emotionale Intelligenz.« Im Gegensatz zur kognitiven Intelligenz, die wissenschaftlich fundiert ist, wird an der Etablierung der emotionalen Intelligenz gerade gearbeitet.

Goleman beschreibt emotionale Intelligenz als die Fähigkeit, eigene Gefühle zu identifizieren und zu beschreiben, Impulse zu kontrollieren und sich selbst zu motivieren. Emotional intelligente Personen zeigen Ausdauer trotz Frustrationen und Stress. Sie weisen Flexibilität im Lösen von Problemen auf, sind entscheidungsfreudig und im Allgemeinen positiv eingestellt. Wichtig ist, dass sie Empathie zeigen; sie können die nonverbalen Signale anderer Menschen »lesen« und anderen Personen zur Entfaltung ihrer persönlichen Stärken verhelfen.

Empathie

Personen mit ausgeprägter emotionaler Intelligenz

- können sich selbst motivieren,
- zeigen Ausdauer, auch angesichts von Frustrationen,
- können ihre Impulse kontrollieren,
- können Belohnungen hinauszögern,
- sind ausgeglichen,
- können verhindern, dass beispielsweise Traurigkeit oder Wut ihre Fähigkeit zum Denken einschränken,
- verfügen über ein hohes Maß an Hoffnung und Zuversicht,
- zeigen Empathie.

Es stellt sich nun die Frage, ob diese Faktoren zusammengefasst als funktionale Einheit »emotionale Intelligenz« bezeichnet werden können, der ein entsprechendes Netzwerk im Gehirn zugeordnet werden kann, oder ob es sich um ein reines Konstrukt der Psychologie handelt.

Um diese Frage zu beantworten, haben Neuropsychologen Fähigkeiten, die zur emotionalen Intelligenz zählen, bei Menschen untersucht, die eine durch Krankheit oder Unfall verursachte Hirnverletzung erlitten hatten. Schon Hippokrates (460–375 v.Chr.) wusste, dass Verletzungen des Gehirns zu schwerwiegenden Veränderungen des Verhaltens führen können.

Hirnverletzungen und Persönlichkeit

Zahlreiche klinische Studien neueren Datums haben erwiesen, dass Verletzungen des unteren (limbischen) Teils des Stirnhirns praktisch immer mit massiven Veränderungen der Persönlichkeit (speziell des Selbstbildes) im emotionalen und sozialen Bereich einhergehen. Damit stellte sich die Frage, ob das limbische Frontalhirn für diese Funktionen eine entscheidende Rolle spielt.

Um diese Frage zu beantworten, wurden Patienten untersucht, die ein Schädel-Hirntrauma erlitten hatten und Ausfälle und Störungen der postulierten emotionalen Intelligenz aufwiesen, ohne jedoch unter Störungen der kognitiven Intelligenz zu leiden. Es wurde darauf geachtet, dass die Patienten vor dem Trauma keine psychischen Auffälligkeiten, keine geistige Behinderung, keine Lernprobleme und keine Erkrankungen des Nervensystems aufwiesen. In Bezug auf emotionale Intelligenz wurden folgende Fähigkeiten geprüft: Empathie, Selbstkontrolle, Ausdauer trotz Frustration, Zuversicht, die Fähigkeit, Belohnungen aufzuschieben, Modulierung der Stimmungslage und das Verhalten in sozialen Situationen. Die kognitive Intelligenz wurde mit dem Wechsler-Intelligenztest für Erwachsene geprüft.

Die Beobachtung, dass Verletzungen des limbischen Präfrontal-Kortex zu Störungen der emotionalen Intelligenz im persönlichen und sozialen Bereich führten, ohne dass die kognitive Intelligenz der Betroffenen beeinträchtigt war, ergab einen deutlichen Hinweis darauf, dass emotionale und kognitive Intelligenz verschiedene, wahrscheinlich überlappende Netzwerke beanspruchen. In diesem Sinne kann von einer realen emotionalen Intelligenz gesprochen werden; sie existiert nicht nur als Theorie in den Köpfen der Psychologen, sondern als funktionelles Netzwerk im Gehirn. Kognitive und emotionale Intelligenz sind keine Konkurrenten, sondern im Idealfall Partner. Unser Gehirn liefert dazu die notwendigen Voraussetzungen.

Emotionale Intelligenz: ein Netzwerk im Gehirn?

»Beim Lernen geht es vor allem darum, Neues zu erfahren«

Wie das Gehirn Informationen verknüpft

Beim Lernen steht das Neue zunächst tatsächlich im Vordergrund. Der Zweck des Lernens besteht ja darin, neues Wissen und neue Fertigkeiten zu erwerben, um das Leben zu bereichern, Probleme zu lösen und Ziele besser zu erreichen. Das neu Gelernte kann völlig neue Erkenntnisse erbringen oder zu wesentlichen Veränderungen in unserem Verhalten führen.

Neues lernen setzt Erfahrungen voraus

Bewusstes Lernen findet jedoch immer auf der Grundlage von Erfahrungen statt. Neues wird ständig mit Bestehendem verknüpft. Es ist kein Zufall, dass während der Evolution zum Menschen nicht die sensomotorische Hirnrinde sich am meisten vergrößert und differenziert hat, sondern die assoziative Hirnrinde. Diese verarbeitet Information, stellt Verbindungen zwischen Bekanntem und Neuem her und schafft Bedeutung.

Prozentualer Anteil der Assoziationshirnrinde an der ganzen Hirnrinde:

Ratte	5 %
Katze	20 – 30 %
Affe	40 – 50 %
Mensch	75 – 85 %

Wie Lernen stattfindet, kann als Schema darge-
stellt werden (s. Abbildung unten: Lernen). Die
Antwort auf eine Frage oder das Resultat einer
Handlung kann erwartet oder unerwartet sein.
Spezielle Neurone im Gehirn werden aktiviert,
wenn das Resultat erwartet ist; andere Neurone,
wenn das Resultat unerwartet ist. Entspricht das
Resultat den Erwartungen, wird der vorhandene
Schaltkreis gefestigt und das schon Gelernte bestä-
tigt. Ist das Resultat jedoch unerwartet und stellt es

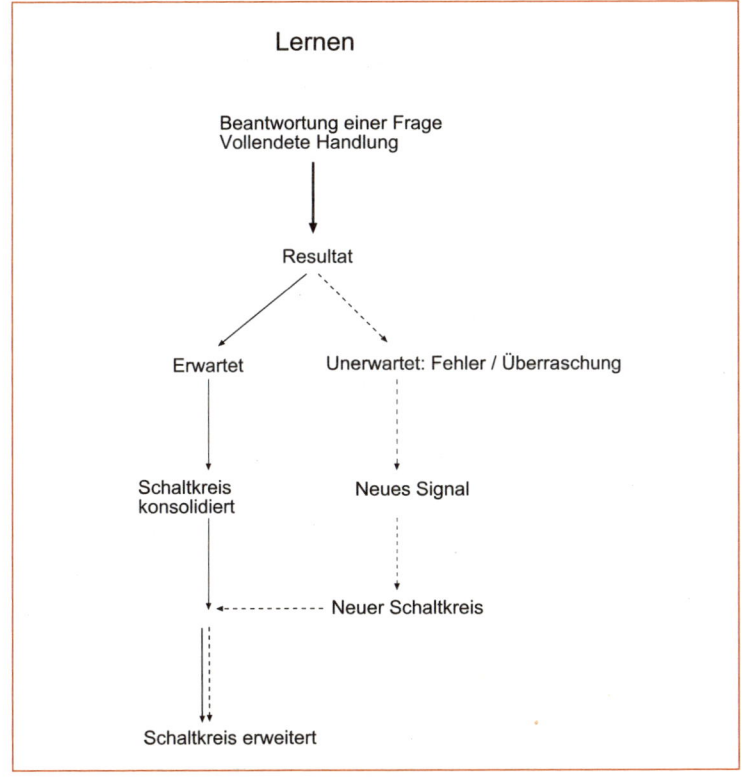

eine Diskrepanz zum Bestehenden dar, wird ein neuer Schaltkreis gebildet. Aus pädagogischer Sicht ist die Motivation, etwas Neues zu lernen, größer, wenn das unerwartete Resultat nicht als Fehler, sondern als Überraschung interpretiert wird, die es abzuklären gilt. Je nach Temperament kann ein Mensch ein unerwartetes Resultat als Enttäuschung oder als Herausforderung betrachten.

Die Bedeutung des Übens

Die Bedeutung des Übens beim Lernen sollte nicht unterschätzt werden. Dies ist vor allem beim Erlernen motorischer Fertigkeiten entscheidend. Man hat ausgerechnet, dass 1,5 Millionen Stiche nötig sind, bis eine Person das Stricken beherrscht. Ein Geigenspieler braucht für die präzise Bogenführung etwa 2,5 Millionen Streichbewegungen.

Wenn es um die Wissenserweiterung geht, wird im Frontalhirn die neue mit der schon gespeicherten Information assoziiert und integriert. Damit entstehen auf der Grundlage des Bekannten neue Erkenntnisse, die zur Erweiterung und Vertiefung des Bekannten führen. Je mehr man schon über ein Thema weiß, desto effizienter kann man neue Kenntnisse hinzufügen.

Motivation, Aufmerksamkeit, Neugierde

Bewusstes Lernen hängt stark von Faktoren wie Motivation (Lernbereitschaft), Aufmerksamkeit und Neugierde ab. Hier spielt zwar der Neugkeitswert ebenfalls eine Rolle, er ist aber nur ein Teil des Ganzen. Fokussierte Aufmerksamkeit ist die entscheidende Voraussetzung für bewusstes Lernen. Sie kann auf zwei verschiedenen Wegen

DAS GEHIRN IM ÜBERBLICK

erhöht werden. Die erste Strategie wird als »Top-down« bezeichnet und führt »von oben nach unten«. Hier geht es um das *kognitive* Ziel, etwas Bekanntes besser zu verstehen oder etwas Neues zu lernen. Beim zweiten Weg, »Bottom-up« oder »von unten nach oben«, steht das *Gefühls*erlebnis im Vordergrund. Wie wir alle wissen, lernen wir dann am besten, wenn das Ziel für uns bedeutsam ist und uns emotional anspricht.

Zwei Lernformen

ca. 90 %	automatisch schnell Routine, Fertigkeiten	unbewusst
ca. 10 %	gezielt komplex langsam neue, kreative Einsichten	bewusst

Neuartigkeit kann Aufmerksamkeit erwecken. Aber allein die Tatsache, dass eine Information oder ein Erlebnis neu ist, ist noch keine Garantie dafür, dass ein Mensch sich weiter damit befasst und daraus lernt. Notwendig ist die Bedeutsamkeit, die Wichtigkeit der betreffenden Information für das Individuum. Diese hängt ihrerseits sowohl vom vorhandenen Wissen wie auch von den Erfahrungen und inneren Werten ab. Ist die neue Information zu fremd, existiert also kein bestehendes Vorwissen, an das sie sich knüpfen kann, wird sie als irrelevant empfunden und ig-

Wichtig: die Bedeutsamkeit des Lerninhalts

noriert oder abgelehnt. Beim Lernen ist also nicht das Neue an sich das Wichtigste, sondern die Verknüpfung des Neuen mit dem Bekannten, das zu einer Erweiterung und Neubewertung des Vorhandenen führt.

»Im Schlaf ist das Gehirn abgeschaltet«

Was das Gehirn tut, wenn wir schlafen

So lange wir leben, ist das Gehirn nie ausgeschaltet. Es steht ständig unter »Schwachstrom«,
und sein Energiebedarf ist im Vergleich zum
Wachzustand nur unerheblich herabgesetzt, obwohl der Blutfluss zum Gehirn während des
Schlafs um etwa 20 Prozent gesenkt wird. Auch
im Schlaf überwacht und reguliert das Gehirn
sämtliche Lebensprozesse wie Atmung, Herzakti-
vität, Verdauung, Temperaturausgleich, Infektab-
wehr. Wir wissen, dass der Schlaf lebensnotwendig ist, obwohl wir über die Ursachen nur
Vermutungen anstellen können.

Während des Schlafs findet im Gehirn eine leb-
hafte elektrische Aktivität statt, die mit Hilfe des
EEG gut verfolgt werden kann. In der Nacht finden vier bis fünf Schlafphasen von je neunzig
Minuten statt. Die schnellen Niedervolt-Wellen
im EEG des Wachseins werden beim Einschlafen
durch zunehmend langsamere Hochvolt-Wellen
ersetzt, die im Tiefschlaf nach etwa 45 Minuten
ihren Höhepunkt erreichen. Diese Phase geht mit
einer Erhöhung des Wachstumshormonspiegels
einher; ein Hinweis darauf, dass Aufbauprozesse
stattfinden. Nach schwerer körperlicher Arbeit
ist die Phase des Tiefschlafs verlängert und der
Kortisonspiegel senkt sich auf einen Basiswert:
zwei Indizien dafür, dass es sich um eine Erho-
lungsphase handelt. (In Stress-Situationen ist der

**Gehirnaktivität
im Schlaf**

Kortisonspiegel erhöht, um dem Organismus die notwendigen Energiereserven zur Bewältigung der Aufgabe zur Verfügung zu stellen.) Es folgen immer leichtere Schlafphasen, die mit einer REM-Phase abschließen. Die Abkürzung REM (rapid eye movements) steht für die schnellen Augenbewegungen, die während dieser Phase beobachtet werden. (Siehe auch: »Träume sind lediglich Elektronengewitter im Gehirn, S. 71 ff.)

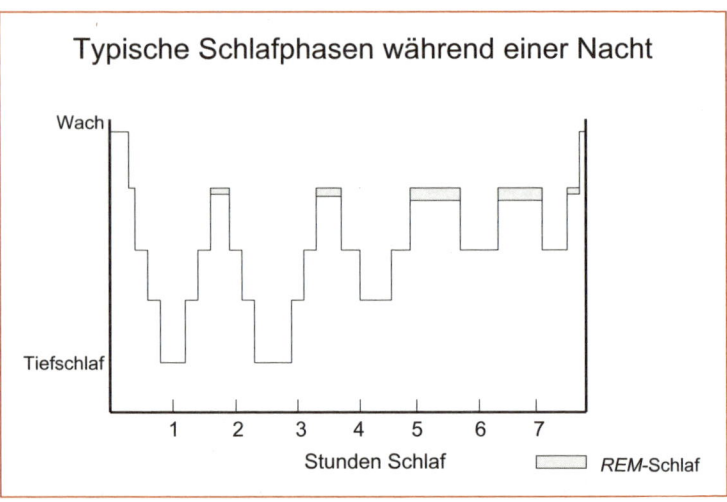

Typische Schlafphasen während einer Nacht

Wach

Tiefschlaf

1 2 3 4 5 6 7

Stunden Schlaf   REM-Schlaf

Schlafen und Erinnern

Die Schlafforschung hat die Bedeutung des Schlafs für die Speicherung von Erinnerungen untersucht. Motorische Fertigkeiten, über die Sinneswahrnehmung gewonnene sensorische Eindrücke sowie gelernte Fakten werden während des Schlafes verarbeitet und gespeichert. Im REM-Schlaf (vor dem Aufwachen) werden hauptsächlich neu gelernte Bewegungsabläufe gefestigt. In den Tiefschlafphasen (nach dem Einschlafen)

werden vor allem die während des Tages neu ge-
lernten Inhalte verstärkt, ein sehr aktiver Prozess, in dem das Gelernte reaktiviert und neu or-
ganisiert wird.

In einem Experiment lernten die Probanden eine
komplexe Fingerübung. Wenn sie nach dem Training, aber vor dem Test Gelegenheit zum Schlafen bekamen, waren die Resultate bedeutend
besser, als wenn sie vor dem Test nicht schliefen.
Interessant war, dass, je schwieriger die zu ler-
nenden motorischen Fertigkeiten waren, ihre
Konsolidierung durch den Schlaf desto besser
wurde. Begleitende fMRI-Untersuchungen zeigten eine Zunahme der Aktivierung in der Schei-
telhirnrinde, die eine wichtige Rolle bei Gedächt-
nisprozessen spielt.

Untersuchungen, die ein Hörtraining beinhalte-
ten, zeigten ähnliche Resultate. Zwei Gruppen
wurden im Unterscheiden von Tonhöhen trainiert – die erste Gruppe wurde nach einer Nacht
Schlaf getestet, die zweite nach zwölf Stunden
Wachsein. Beide Gruppen zeigten eine trainings-
bedingte Leistungszunahme, die aber größer bei
der ersten Gruppe war, die nach dem Test eine
Nacht geschlafen hatte.

Erinnerungen werden nur dann gespeichert,
wenn entsprechende Schaltkreise gebildet und
gefestigt werden. Dies bedeutet strukturelle Änderungen in den beteiligten Nervenzellen, zum
Beispiel die Bildung von neuen Synapsen. Diese
Umbauarbeit braucht Zeit. Obwohl sie auch im

**Schaltkreise der
Erinnerungen**

Wachzustand stattfindet, wird sie im Schlaf speziell gefördert. Wahrscheinlich spielen verschiedene Faktoren eine Rolle. Im Schlaf empfängt das Gehirn beispielsweise deutlich weniger Signale von den Sinnen und wird also weniger durch ablenkende Eindrücke gestört.

Gelerntes wird gespeichert

Während wir schlafen, geht unser Gehirn seiner geheimnisvollen Arbeit nach. Nach einer ersten Verarbeitung von Erfahrungen noch in der Wachphase erfolgt in der Konsolidierungsphase des Schlafs ein intensiver Umbau der neuralen Netze, in denen das Gelernte gespeichert wird. Der Umbau ermöglicht die Einfügung von neuen Inhalten in die schon bestehenden. Dieser Umbau findet in motorischen, sensorischen, limbischen und assoziativen Arealen des Gehirns statt. Gedächtnisinhalte werden neu kombiniert, was neue Erkenntnisse und Ideen bewirken kann. Nahezu jeder dürfte schon einmal die Erfahrung gemacht haben, dass Fragen, die vor dem Einschlafen unlösbar erschienen, am nächsten Morgen viel von ihrer Brisanz verloren hatten und dann gelöst werden konnten. Der Schlaf ermöglicht auch die Automatisierung vieler Aktivitäten, wobei Energien freigesetzt werden, die für kreatives Handeln genutzt werden können. In jedem Falle ist das Gehirn im Schlaf nicht abgeschaltet.

»Träume sind lediglich Elektronengewitter im Gehirn«

Wie Träume entstehen

Seit Urzeiten haben Träume eine starke Anziehungskraft auf die menschliche Fantasie ausgeübt. Zuweilen schienen Träume aus einem parallel zur Alltagswelt existierenden Reich zu stammen und als überirdische, wenngleich oft verschlüsselte Botschaften zu fungieren, die Auskunft über künftige Ereignisse geben konnten. Obwohl die heutige Wissenschaft diese Auffassung nicht bestätigt, haben Träume nichts von ihrer geheimnisvollen Faszination verloren.

Der Schlaf eröffnet uns eine besondere persönliche Erlebniswelt, die starke bildliche Eindrücke, Töne und Geräusche und manchmal auch Geruchs- und Geschmacksempfindungen umfasst. Ganze »Episoden« werden erlebt und von intensiven Gefühlen begleitet. Nach dem Aufwachen bleiben selten mehr als vereinzelte Bruchstücke im Gedächtnis.

Intensive persönliche Erlebniswelten

Die meisten Träume treten während des REM-Schlafs auf. In dieser Phase zeigt das EEG eine charakteristische Wellenform, die dem Wach-EEG ähnlicher ist als dem EEG im Tiefschlaf. Es ist also nicht das »wilde« EEG eines »Elektronengewitters«.

Die Länge der REM-Schlaf-Perioden nimmt in der zweiten Nachthälfte zu, und sie sind am längsten kurz vor dem Aufwachen. Bis vor kurzem nahm man an, dass Träume nur während der REM-Phase auftreten, doch inzwischen wissen wir, dass über 20 Prozent der Träume in den übrigen Schlafphasen auftreten. Träume bestehen meist aus fragmentierten Szenen, oft mit bizarrem Inhalt. Viele Sequenzen beziehen sich auf Ereignisse der unmittelbar vorhergegangenen Tage, aber gelegentlich tauchen Erinnerungen aus der entfernteren Vergangenheit auf.

Welche Gehirnbereiche sind aktiv? Träume entstehen zum großen Teil nicht durch Sinneseindrücke von außen, sondern wahrscheinlich durch eine spontane Aktivierung des Hirnstamms, der Signale an den Hippocampus und die Hirnrinde aussendet. Die Amygdala, die vorwiegend auf negative Reize reagiert, ist beim Träumen aktiviert. Dies könnte ein Grund dafür sein, dass Träume öfter als unangenehm, beklemmend oder angstvoll erlebt werden statt als schön, beruhigend und wünschenswert. Die visuelle und die auditive Hirnrinde liefern Erinnerungsfragmente, die zwar in einem gewissen Zusammenhang mit Erlebnissen des Tages stehen können, jedoch nicht in ein Ganzes integriert sind.

Der Inhalt von Träumen ist schwer zu erfassen, weil der Traum nur vom individuellen Menschen allein erlebt wird. Die Erinnerungen an den Inhalt sind meist unvollständig und fragmentiert und deshalb nur schwer anderen mitzuteilen.

Es ist möglich, dass eine Auseinandersetzung mit dem Inhalt von Träumen für einige Menschen sinnvoll ist, weil sie ihnen hilft, bisher unbeachtete Aspekte ihres Lebens zu verarbeiten und auf diese Weise neue Erkenntnisse mit bestehenden Ansichten in Einklang zu bringen. Es bestehen jedoch keine Hinweise darauf, dass Träume, auch wenn sie sich wiederholen, die Zukunft voraussagen können.

Mit Hilfe neurophysiologischer Verfahren wurde die Gehirnaktivität beim Wachsein, Nicht-REM-Schlaf und im REM(Traum)-Schlaf erforscht. Im Gegensatz zum Wachsein ist die Aktivität im Schlaf im Stirn- und Scheitelhirn stark vermindert. Im Traum-Schlaf lässt sich eine erhöhte Aktivität im Stammhirn, in den limbischen Strukturen und in den Seh-Bereichen der Hirnrinde beobachten. Beim Träumen wird die Sehhirnrinde vom Stammhirn spontan aktiviert und nicht von Informationen von den Augen wie beim eigentlichen Sehen eines Objektes – der Traum ist vergleichbar mit einer Halluzination. Halluzinatorische mentale Inhalte sind am seltensten in der Wachphase und am häufigsten in der REM-Phase des Schlafs. Die weitgehende Inaktivierung des Stirnhirns während des Träumens kann das Fehlen von »Einsicht« wie auch das Nicht-Unterscheiden-Können von Realität und Einbildung erklären. Die fehlende Kontrolle des Stirnhirns über den Hippocampus könnte dafür verantwortlich sein, dass nur Bruchstücke von Erinnerungen in Träumen auftauchen. Die Aktivierung der limbischen Strukturen steht im

Träume: eine Halluzination?

Zusammenhang mit dem stark emotionalen und visuellen Charakter der REM-Träume.

Traum und Bewusstsein

Lange wurde angenommen, dass das Bewusstsein während des Schlafens ausgeschaltet ist und erst im Wachstadium wieder aktiviert wird. Sigmund Freud nahm ebenfalls an, dass Träume nur während der Aufwachphase vorkommen. Mit großer Wahrscheinlichkeit werden aber zumindest Bruchstücke von Träumen erinnert, die deutlich vor dem Aufwachen stattfanden. Dies ist ein Hinweis für das Vorhandensein von Bewusstsein während des Träumens. Die Erforschung des Schlafs und der Träume hat Zusammenhänge aufgezeigt, die jetzt aktiv weiterverfolgt werden.

Die Erforschung von Wachsein, Schlaf und Träumen kann mithelfen, das Phänomen des Bewusstseins besser zu verstehen. Es wird vermutet, dass der Traum im REM-Schlaf auf einen normalen physiologischen Hirnzustand zurückzuführen ist, in dem psychoseähnliche mentale Inhalte produziert werden, die aber nicht vom Stirnhirn unterdrückt werden, wie dies üblicherweise im Wachzustand geschieht. Schlaf- und Traumforschung erfordert die Zusammenarbeit von Biologie, Psychologie und Psychiatrie; ihr Gebiet reicht von der Molekularbiologie bis hin zu Bewusstseinszuständen und Verhalten. Sie kann auch zu einem besseren Verständnis der Körper-Geist-Beziehung beitragen.

»Was wir essen, stärkt oder schwächt unser Gehirn«

Was Nervenzellen für ihre Arbeit brauchen

Das komplexeste Organ im menschlichen Körper ist auf eine gesunde Ernährung angewiesen. Um das Gehirn reichlich mit Sauerstoff, Energie, Baumaterial und vielen wichtigen chemischen Substanzen zu versorgen, sind ein guter Kreislauf und ein effizienter Stoffwechsel im ganzen Körper erforderlich.

Das Gehirn braucht Kohlenhydrate, Fette, Eiweiße, Vitamine und Mineralstoffe sowie ausreichend Flüssigkeit. Zusammenfassend kann man sagen: Eine optimale Ernährung des Körpers ist ganz wesentlich für das optimale Funktionieren des Gehirns.

Gesunde Ernährung: wichtig für das Gehirn

Kohlenhydrate sind wichtige Energiespender. Das Gehirn nutzt für seine Energiezufuhr vorwiegend Glukose (Traubenzucker), die durch die Abspaltung von Kohlenhydraten im Darm in die Blutbahn übertritt und ins Gehirn gelangt. Obwohl der Anteil des Gehirns am Körpergewicht eines Menschen nur etwa zwei Prozent beträgt, verbraucht es etwa 20 Prozent der täglichen Energiezufuhr. Von den 180 Gramm Glukose, die täglich umgesetzt werden, sind das 36 Gramm. Traubenzucker wird aus Weißbrot und weißen Teigwaren schnell abgebaut und geht sehr rasch

Kohlenhydrate: wichtige Energielieferanten

in die Blutbahn über – dies erhöht das Risiko für Zuckerkrankheit. Zucker aus Kohlenhydraten in Vollkornbrot, Früchten und Gemüse wird langsamer abgebaut. Diese Nahrungsmittel sind darüber hinaus gute Vitamin- und Mineralquellen.

Fette: in Maßen notwendig

Fette sind für den Organismus lebensnotwendig, aber in Maßen zu genießen. Sie sind zum einen Energiespender, zum anderen aber auch wichtige Bausteine für Nervenzellmembranen. Fette bestehen aus Glyzerin und Fettsäuren. Als günstig für die geistige Leistungsfähigkeit haben sich diejenigen Fette erwiesen, die reich an ungesättigten Fettsäuren sind, zum Beispiel die heute viel diskutierten Omega-3-Fettsäuren. Diese Fette kommen in Nahrungsmitteln wie Oliven, Raps, Nüssen, Avocado, Soja und in Fisch vor. Im Gehirn sind bedeutend mehr ungesättigte Fette vorhanden als im restlichen Körper.

Die Forschung der letzten Jahre konnte zeigen, dass die Qualität und nicht nur die Quantität der Fette für Kreislauf und Hirnfunktionen von großer Bedeutung sind. Dementsprechend werden die mit der Nahrung aufgenommenen Fette in drei Gruppen eingeteilt: »Günstige« Fette enthalten ungesättigte Fettsäuren, »ungünstige« Fette enthalten gesättigte Fettsäuren. Zu den »sehr ungünstigen« Fetten gehören die durch die industrielle Verarbeitung von Ölen entstandenen »Transfette« mit ihren vielen gesättigten Fettsäuren. Das Vorkommen der verschiedenen Fettarten zeigt die Tabelle auf der nächsten Seite.

Vorkommen der verschiedenen Fettarten:

Fette mit ungesättigten (Omega-3) Fettsäuren (günstig):	**Oliven, Raps, Nüsse, Avocado, Soja, Fisch (zum Beispiel Lachs)**
Fette mit gesättigten Fettsäuren (ungünstig):	**Butter, Käse, rotes Fleisch, Kokosnuss, tierisches Fett**
Industriell hergestellte Transfette (sehr ungünstig), Gehalt an ungesättigten Fettsäuren höchstens 2 g pro 100 g Nahrungsmittel	**Margarine, Kartoffelchips, Pommes frites, Frittieröl, Softeis**

Ein fettreiches Mahl hat einen unmittelbaren Einfluss auf die Hirnfunktionen. Zwei Studien bestätigen den Spruch »Ein voller Bauch studiert nicht gern«. In der ersten Studie bekam eine Gruppe von Studenten eine fettreiche Mahlzeit, während die andere Gruppe eine fettarme bekam. Nach ein bis zwei Stunden wurde mit den Studenten ein Test durchgeführt. Bei den Studenten, die eine fettreiche Mahlzeit gegessen hatten, waren Wachheit, Reaktionsgeschwindigkeit und Konzentrationsfähigkeit signifikant vermindert.

Essen und Hirnfunktion: unmittelbare Effekte

Die zweite Studie hatte zum Ziel, den Einfluss von Aussehen, Geschmack und Konsistenz von Nahrungsmitteln weitgehend auszuschließen. Hier wurde bei einer Gruppe von Probanden eine fettreiche Infusion durch eine Nasensonde direkt in den Magen verabreicht. Die andere Gruppe bekam eine fettarme Infusion. Die Probanden kannten die Zusammensetzung der Infusion nicht. Auch hier zeigten sich klare Unterschiede zwischen den beiden Gruppen. Bei den Studenten mit der fettreichen Infusion waren Wachheit, Stimmung und Konzentration signifikant vermindert. Es sind also nicht Geschmack, Aussehen oder das Wissen, dass man fettreiche Nahrung zu sich nimmt, die bei der Schläfrigkeit nach dem Essen eine Rolle spielen. Fette lösen offenbar die Freisetzung von Botenstoffen im Darm aus, die über das vegetative Nervensystem einen dämpfenden Einfluss auf Denkprozesse und körperliches Befinden ausüben.

Eiweiße: wichtige Bausteine für Hirnstrukturen

Eiweiße (Proteine) sind wichtige Bauelemente für Hirnstrukturen. Sie sind enthalten in Fleisch und Milch, Hülsenfrüchten und Nüssen wie Mandeln und Baumnüssen. Fettarme Milch und fettarmer Käse sowie Fisch und Huhn sind gute Proteinquellen. Die minimale Menge an Protein, die mit der täglichen Nahrung aufgenommen werden sollte, ist ein Gramm pro Kilogramm Körpergewicht.

Gemüse, Früchte, Vitamine und Mineralien

Eine an Gemüse und Früchten reiche Ernährung senkt den Blutdruck und das Risiko für Herz- und Hirnschlag und schützt auch gegen verschiedene Krebsformen. Früchte und Gemüse sind auch als Vitaminlieferanten wichtig. Vitamine sind notwendig für die Gesundheit des ganzen Körpers. Im Gehirn spielen sie eine besondere Rolle bei der Bildung von Neurotransmittern und für die Zufuhr der für die Erhaltung der

Hirnstrukturen und -funktionen notwendigen Energie.

Bei ausgewogener Ernährung ist das Risiko eines Vitaminmangels eher gering. Dies gilt allerdings nicht für Menschen im höheren Alter. In dieser Lebensphase treten körperliche Veränderungen auf, die die Aufnahme der Vitamine aus dem Darm erschweren oder den Stoffwechsel herabsetzen. Veränderungen im Lebensstil, zum Beispiel eine Abnahme der körperlichen Aktivität, oder zunehmende Appetitlosigkeit können zusammen zu einer unvollständigen Ernährung mit ungenügender Vitaminzufuhr führen. Dies kann das Risiko für einen kognitiven Abbau erhöhen. Untersuchungen haben gezeigt, dass die folgenden Vitamine am häufigsten betroffen sind: B_6, B_{12}, D, E. Die untenstehende Tabelle zeigt, welche Nahrungsmittel reich an diesen Vitaminen sind.

Vitamine im höheren Alter

Wo sind die Vitamine?

Vitamin B$_6$	**Brokkoli, Spinat, Tomatensaft, Bananen, Wassermelone**
Vitamin B$_{12}$	**Fleisch, Huhn, Fisch, Meeresfrüchte, Milch, Eier**
Vitamin D	**Eigelb, Leber, Fisch**
Vitamin E	**Rapsöl, Sojaöl, Weizenkeime, Sonnenblumenkerne, Tofu, Krevetten**

Die Vitamine C und E werden wegen ihrer »antioxidativen« Wirkung häufig als Schutzfaktoren für die Nervenzellen bezeichnet. Die Zellen sind für ihren Stoffwechsel auf Sauerstoff angewiesen. Als Nebenprodukte des Zellstoffwechsels entstehen freie Radikale, die die DNS im Zellkern schädigen können. Wir sind dieser Schädigung jedoch nicht hilflos ausgeliefert. In Gemüse und Früchten befinden sich viele sogenannte Antioxidantien, die die freien Radikale abbauen können. Dazu gehören Vitamin C, Vitamin E, Carotin, aber auch Mineralien wie Selen und Mangan.

Vitamine und Alzheimer-Krankheit

Trotz großer diesbezüglicher Hoffnungen konnte noch nicht bewiesen werden, dass diese Vitamine und Mineralien den geistigen Abbau bei Patienten mit der Alzheimer-Krankheit signifikant verlangsamen oder Gedächtnisprobleme bei Patienten im frühen Stadium der Parkinson-Krankheit verbessern. Die Einnahme einer Kombination von Vitaminen E und C führte in Experimenten mit Studierenden auch zu keiner nachweisbaren Verbesserung der kognitiven Leistungen.

Getränke

Ausreichende Flüssigkeitszufuhr ist eine Voraussetzung für gute Hirnleistungen. Die Menge hängt sowohl vom Alter und der Körpergröße ab wie auch von der Aktivität, Außentemperatur und Luftfeuchtigkeit. Folgerichtig variiert sie zwischen einem und drei Litern am Tag. Günstig sind ungezuckerte Getränke wie Wasser, Mineralwasser und Tee.

Grüntee scheint einen schützenden Effekt auf die Innenwände der Blutgefäße zu haben und könnte somit arteriosklerotische Ablagerungen in den Gefäßen vermindern oder sogar verhindern. Nach einer fettreichen Mahlzeit steigt der Fettgehalt im Blut weniger an, wenn anschließend Grüntee getrunken wird. Ob dies letztendlich einen Effekt auf die Durchblutung des Gehirns hat und eine Verbesserung der kognitiven Leistungen im Alter bewirkt, ist noch nicht bewiesen worden. Klinische Versuche dazu sind im Gang.

Alkohol verbessert kurzfristig die Durchblutung des Gehirns und damit auch die Sauerstoffversorgung. Dennoch sollte er in Maßen genossen werden. Denn individuell unterschiedlich schnell bewirkt Alkohol auch eine Verminderung der Konzentrationsfähigkeit, Reaktionsgeschwindigkeit und Urteilsfähigkeit. Die für die Fahrtüchtigkeit festgesetzten Promillegrenzen sind ein guter Anhaltspunkt, um die Menge Alkohol zu bestimmen, die pro Zeiteinheit genossen werden kann.

Alkohol

Unter ständigem Alkoholeinfluss nimmt die Zahl der Acetylcholin-Rezeptoren ab. Acetylcholin ist ein für Lern- und und Gedächtnisprozesse bedeutsamer Neurotransmitter. Zudem wird beim Abbau von Alkohol eine toxische Substanz, Ethanol, freigesetzt, die zu einer Schädigung und zum Absterben von Neuronen führen kann.

Das Koffein in Kaffee, Tee und Cola-Getränken gelangt nach etwa 30 Minuten ins Gehirn und aktiviert die Synapsen, was zu einer Beschleunigung des Informationstransfers führt. Nach zwei bis drei Tassen Kaffee geht diese Wirkung jedoch zurück. Bei übermäßigem Kaffeekonsum treten Gewöhnungseffekte auf und die stimulierende Wirkung entfällt.

Nikotin Nikotin führt zu einer kurzfristigen Erweiterung der Gefäße und damit zu einer erhöhten Sauerstoffversorgung im Gehirn und stimuliert die Acetylcholin-Rezeptoren. Beide Faktoren führen zu einer kurzfristigen Erhöhung der Leistungsfähigkeit. Kurz darauf setzen jedoch eine Beschleunigung des Herzschlages und eine Verengung der Blutgefäße ein, was die Leistungsfähigkeit wieder vermindert. Die negativen Nebeneffekte des Nikotins auf den ganzen Körper überwiegen bei weitem die kurzen, positiven Effekte auf die Leistungsfähigkeit des Gehirns.

Gewürze und Ginkgo biloba Gewürze machen das Essen schmackhafter. Daneben haben sie aber auch einen positiven Einfluss auf die Hirndurchblutung und damit auf die Leistungsfähigkeit. Dies gilt insbesondere für Pfeffer, Chili, Currymischungen, Ingwer, Schnittlauch, Zwiebeln und Knoblauch.

Im Gegensatz zu vielen anderen pflanzlichen Extrakten, die als »Gehirnnahrung« (oder »Brain Food«) angepriesen werden, ist die Wirkung von Ginkgo biloba in Form von Kapseln oder Pillen wissenschaftlich geprüft worden. Bei Alzheimer-Patienten ließ sich eine Verlangsamung des geistigen Abbaus beobachten, nicht aber eine Heilung der Erkrankung. Positive Effekte wurden bei Patienten nachgewiesen, die an einer Form der Angsterkrankung litten, die mit einer Beeinträchtigung von kognitiven Leistungen verbunden war. Hingegen beschleunigte Gingko nicht die Rekonvaleszenz nach einem Hirnschlag. Die Wirkung von Ginkgo ist im Doppelblindtest bei gesunden Versuchspersonen mittleren Alters geprüft worden, die über einen Zeitraum von 14 Wochen einen Standard-Ginkgo-Extrakt einnahmen. Die Studie ergab eine signifikante Verbesserung des Arbeits- und Langzeitgedächtnisses.

Gibt es »Gehirnnahrung«?

Die Frage, ob es »Gehirnnahrung« gibt, ist noch nicht abschließend beantwortet. Eine gesunde Ernährung ist zweifellos eine wichtige Voraussetzung für optimale Hirnfunktionen. Vor dem Hintergrund der Zunahme der Lebenserwartung gewinnen Fragen nach dem Zusammenhang von Ernährung und Leistungsfähigkeit des Gehirns zunehmend an Bedeutung. Ein Schwerpunkt der heutigen Forschung, die Zusammenhänge zwischen Ernährung und Gehirn untersucht, liegt nicht in erster Linie auf einer möglichen Verbesserung der normalen Gehirnfunktionen, sondern auf der Verhütung von Altersabbauprozessen, wie bei der Alzheimer-Krankheit, die mit der zunehmenden Lebenserwartung der Menschen ein immer häufigeres Problem werden.

Derzeit werden die tieferen Zusammenhänge zwischen Ernährung und Hirnleistungen untersucht und die Mechanismen erforscht, mit deren Hilfe Energielieferanten, Aufbaumaterial und schützende Substanzen zu den Hirnzellen gelangen. Es steht aber fest, dass das, was wir essen und trinken, unser Gehirn stärken oder schwächen kann. Entscheidend für ein gutes Funktionieren des Gehirns bleiben Motivation, Ausdauer und eine positive Grundeinstellung zum Leben.

Das Gehirn in der Lebensspanne

»Die Entwicklung des Gehirns und seiner Funktionen kann vor der Geburt beschleunigt werden«

Möglichkeiten und Grenzen vorgeburtlicher Förderung

Die Idee einer Förderung der geistigen Leistungsfähigkeit schon vor der Geburt ist nicht neu. Schon 480 v. Chr. schrieb Empedokles, dass die Entwicklung des Ungeborenen durch den geistigen Zustand der Mutter angeregt oder gehemmt werden könne. Heute kursieren Schlagwörter wie etwa »Mozart-Effekt«. Der Gedanke, durch eine aktive Förderung schon vor der Geburt dem Kind einen Vorsprung im späteren Leben zu sichern, ist weit verbreitet und findet Beachtung auch von kommerzieller Seite.

Die Idee ist nicht neu

Ob eine vorgeburtliche Förderung durch zusätzliche Stimulation die Entwicklung des Ungeborenen beschleunigt, müsste durch die objektive Messung einer Beschleunigung der Entwicklung von Hirnstrukturen und -funktionen nachgewiesen werden. Die beiden untenstehenden Tabellen zeigen, wie sich Hirnstrukturen und Verhalten vor der Geburt entwickeln.

Hirnentwicklung vor der Geburt

Wochen nach Befruchtung		
	2–3	Gehirn beginnt sich zu bilden
	4	Gehirn teilt sich in zwei Hemisphären
	12	Erste Geschlechtsunterschiede im Gehirn (Hypothalamus)
	8–30	Schnelle Vermehrung der Nervenzellen, bis 100 Milliarden
	8–40	Wanderung und Ausbildung der Nervenzellen
	8–40	Bildung von Synapsen (Hauptphase der Synapsenbildung aber nach der Geburt)
	12–40	Bildung einer schützenden Myelinschicht um die von den Nervenzellen ausgehenden Nerven (Hauptphase dieser Entwicklung aber nach der Geburt)

Verhalten vor der Geburt

Wochen nach Befruchtung		
	4	Zuckungen der Glieder
	8	Allgemeine Zuckungen, allgemeine Körperbewegungen
	12	Atembewegungen, Bewegungen der Gliedmaßen Hand berührt Mundregion (Tastrezeptoren)
	16	Zungen- und Schluckbewegungen, Saugbewegungen, Fingerbewegungen

DAS GEHIRN IN DER LEBENSSPANNE

20	Bewegungsreaktionen auf Geräusche, langsame Augenbewegungen, Bewegungen des Mundes
24	Erstes »Lernen« (Habituation; siehe Glossar), schnelle Augenbewegungen, Geschmackserinnerungen (z. B. an Knoblauch)
32	Unterschiede zwischen Wach- und Schlafzustand, reagiert anders auf Sprache als auf Musik, individuelles Aktivitätsmuster (Bewegung)
36	Erinnerung an ein bestimmtes Musikstück bis zu zwei Wochen nach der Geburt

Diese Entwicklung läuft, mit individuellen Schwankungen, ohne jede aktive Förderung ab. Die vielfältige, natürliche Umgebung im Mutterleib gibt dem ungeborenen Kind sehr viel Stimulation und Gelegenheiten, Sinne und Muskeln auf das Leben außerhalb des Mutterleibes vorzubereiten.

Es gibt keine Beweise dafür, dass eine aktive und gezielte vorgeburtliche Förderung von außen, zum Beispiel durch Musik oder Vorlesen, die Entwicklung von Strukturen und Funktionen des Gehirns beim Fötus beschleunigt.

Sehr wichtig sind aber die allgemeinen Bedingungen während der Schwangerschaft, damit das ungeborene Kind sich unter optimalen Vorausset-

Voraussetzungen für eine gute Entwicklung

zungen entwickeln kann. Eine gesunde Ernährung der Mutter ist unerlässlich. Ihre Nahrungsaufnahme muss die Bedürfnisse des wachsenden Kindes befriedigen, das bedeutet etwa 300 zusätzliche Kalorien und etwa 12 Gramm zusätzliches Eiweiß pro Tag. Rauchen und Alkoholkonsum sollten am besten während der Schwangerschaft vermieden werden. Eine Studie zeigte eindrucksvoll, wie die Gemütsverfassung der werdenden Mutter das Verhalten des ungeborenen Kindes beeinflussen kann. Über Kopfhörer wurde den werdenden Müttern Musik vorgespielt, während gleichzeitig die Bewegungen der Föten mit Ultraschall registriert wurden. Man konnte feststellen, dass die Föten dann aktiver wurden, wenn die Lieblingsmusik der Mutter eingeschaltet war, unabhängig davon, ob es sich um Rock- oder klassische Musik handelte. Aus der Tatsache, dass der Fötus die Musik nicht selbst zu hören bekam, schloss man, dass die Höreindrücke über das Nervensystem der Mutter ihre Hormonausschüttung aktivierten und dass diese Hormone über die Blutbahn das Gehirn des Fötus erreichten.

Wirkung von Musik auf das ungeborene Kind

Vor 1000 Jahren wurden in China vorgeburtliche »Kliniken« eingerichtet, um die Ruhe der werdenden Mütter zu gewährleisten, weil man diese Ruhe als notwendig für die psychische Gesundheit des Ungeborenen betrachtete. (Heute würde man wohl von Stressreduktion sprechen.) Kurze Phasen von »Hektik« und leichtem Alltagsstress der Mutter schaden dem ungeborenen Kind nicht. Schwerer und andauernder Stress sollte so weit wie möglich vermieden werden.

Eine positive Einstellung zur Schwangerschaft und die gemeinsame Vorfreude der Eltern sind nach derzeitigem Wissenstand die besten Fördermaßnahmen, die man ungeborenen Kindern zuteil werden lassen kann.

»Die ersten drei Lebensjahre sind kritisch für die weitere Entwicklung des Gehirns«

»Sensitive« Phasen statt »kritische« Phasen

Kürzlich erhielt ich den Brief einer besorgten Mutter, die befürchtete, ihre vierjährige Tochter habe die wichtigsten Jahre der Hirnentwicklung verpasst. Sie hatte soeben gelesen, dass in den ersten drei Jahren die unzähligen Nervenkontakte gebildet werden, die dem Gehirn seine Grundstruktur geben.

Verpasste Lerngelegenheiten? Würden wichtige Verbindungen nach dieser Zeit nicht mehr zustande kommen und ihre Tochter verpasste Lerngelegenheiten nie mehr nachholen können?

Lange Zeit nahm man an, dass nach den ersten drei Lebensjahren eine kritische Periode der Hirnentwicklung zu Ende geht. Mit »kritisch« meinte man, dass Grundlagen, die nicht in der betreffenden Phase gelegt worden waren, unter keinen Umständen nachträglich noch geschaffen werden könnten. Einen Grund für diese Annahme bildeten an Tieren angestellte Studien und Untersuchungen der Gehirne verstorbener Kinder in den 1980er-Jahren. Dabei stellte man fest, dass während der ersten drei Lebensjahre eine enorme Anzahl von Kontakten zwischen den Nervenzellen hergestellt wird; dies wurde als eine Zeit großer Flexibilität interpretiert. Daraus wurde aber gelegentlich geschlossen, dass das Ende dieser Periode einem abrupten Ende von spezifischen Lerngelegenheiten gleichkommt. Inzwischen kann mit Hilfe neuer Methoden der Bildgebung die Entwicklung des Gehirns am lebenden Menschen gefahrlos direkt verfolgt werden. Die enge Zusammenarbeit von Neurowissenschaftlern, Psychologen und Kinderärzten hat neue Erkenntnisse erbracht. Die ersten drei Lebensjahre sind tatsächlich eine Zeit intensiver Hirnentwicklung.

Neue Erkenntnisse

Die Nervenzellen, die ihren genetisch vorbestimmten Platz eingenommen haben, stellen in relativ kurzer Zeit unzählige Kontakte (Synapsen) mit anderen Nervenzellen her – ein Vorgang, der als »Blühen« bezeichnet wird, weil er an die Blumenpracht eines Sommergartens erinnert. Dieser Prozess wird durch die enorme Menge von neuen Reizen gefördert, die von der Umwelt des Kindes ausgehen. Nach der Geburt findet das Blühen zuerst in den Hirnarealen statt, die für die Aufnahme und Initialverarbeitung von Sinnesreizen zuständig sind, zum Beispiel für Informationen von den Augen und Ohren. Am Ende der Blühphase ist die Dichte der Synapsen doppelt so groß wie zu jedem anderen Zeitpunkt im Leben.

Das »Blühen«

Nach dem Blühen beginnt eine Phase des »Stutzens«, in der wenig bis nicht gebrauchte Synapsen abgebaut werden. Diese Phase findet in den Primärsinnesarealen in den ersten Lebensjahren statt.

Das »Stutzen«

In der assoziativen Hirnrinde (Stirnhirn), die höhere kognitive Leistungen ermöglicht, findet die Blühphase später statt. Hier erreicht die Bildung von neuen Synapsen im Alter von etwa zwölf Jahren ein Plateau. Erst dann beginnt das Stutzen der Synapsen, und der Erwachsenenwert wird erst mit etwa zwanzig Jahren erreicht. Blühen wie Stutzen sind für das Lernen gleichermaßen wichtig.

Lernen ist lebenslang möglich

Die neuen Forschungserkenntnisse führten zu neuen Einsichten. Statt von »kritischen« spricht man heute von »sensitiven« Phasen. Diese Phasen sind optimale Perioden für das Aneignen neuer Fertigkeiten und Fähigkeiten. In den ersten Jahren werden mittels der gemachten Erfahrungen neue Schaltkreise gebildet, die eine Basis für den späteren Aufbau komplexerer Fähigkeiten sind. Die Bildung der ersten Schaltkreise hat den einzigartigen Vorteil, dass noch keine »störenden« Schaltkreise bestehen.

Lernen zu einem späteren Zeitpunkt ist immer noch möglich, doch mit immer größeren Anstrengungen verbunden.

Die Entwicklung des Gehirns beruht auf der ständigen Interaktion von genetischer Anlage, Umwelt und Erfahrungen. Das Gehirn »erwartet« Erfahrungen aus dem Sehen, Hören, Tasten, Riechen, Schmecken, ebenso aus Positionsveränderungen wie Sitzen und Stehen und aus Bewegungen wie Gehen und Greifen. Es ist sehr wichtig, dass das Kind in den ersten drei Jahren die Gelegenheit hat, eigene Erfahrungen zu machen. Während in der Blühphase Basisverbindungen aufgebaut werden, erfolgen in den Phasen des Plateaus und des Stutzens Feinanpassungen im Netzwerk.

»Entwicklungsfenster« schließen sich am Ende der ersten drei Lebensjahre nicht in dem Sinne, dass der weitere Lebensweg endgültig vorgezeichnet ist. Kein Zweifel besteht jedoch daran, dass die ersten Lebensjahre für das Kind von großer Bedeutung sind. Es braucht die Gelegenheit, seine Sinne zu schärfen, indem es Erfahrungen macht mit Geräuschen und Tönen, Formen und Farben, Temperatur- und Texturunterschieden. Es muss sich viel bewegen können und lernen, seine Muskeln präzise einzusetzen, zum Beispiel, um ein Glas zum Mund zu heben oder einen Löffel zu benutzen. Kinder brauchen die Gelegenheit zu erfahren, was passiert, wenn sie zum Beispiel einen Stein ins Wasser fallen lassen oder einen Ballon in die Luft werfen. Sie sollen Freude an der Sprache empfinden und Gespräche sowie Kinderreime genießen. Wichtig sind auch soziale Fähigkeiten wie Empathie und das Bedürfnis, zu helfen und zu trösten. Dies alles sind Beispiele von Grundfähigkeiten, die ein Kind in den ersten drei Jahren erwerben kann und die sich sinnvoll fördern lassen.

Grundfähigkeiten lernen

»Ab dem Alter von 20 herrscht im Gehirn Stagnation«

Lernen, Lebensalter und die Plastizität des Gehirns

Während die Öffentlichkeit in den letzten 20 Jahren mit immer neuen Berichten über die Hirnentwicklung im Mutterleib und in den ersten Lebensjahren gut versorgt wurde, schenkte man der Entwicklung im mittleren Lebensalter vergleichsweise wenig Aufmerksamkeit.

Lebenslange Entwicklung

Dass sie größeres Augenmerk verdient, steht außer Frage, denn das Gehirn entwickelt sich über das ganze Leben dynamisch. Das komplexe neurale Netzwerk der Hirnrinde und der darunter liegenden Strukturen wird stetig weiter ausgebaut. Dies ermöglicht eine weitgehende Integration von verschiedenen im Gehirn ablaufenden Prozessen. Die langen Nervenbahnen, die weit auseinander liegende Hirnanteile verbinden, werden bis zum Alter von 30 Jahren durch Myelinisierung verstärkt (siehe Glossar). Auch die beiden Hirnhälften mit ihren sich ergänzenden Funktionsschwerpunkten werden durch zunehmende Myelinisierung des Balkens enger verbunden, was den Informationstransfer verbessert.

20–30 Jahre

Bei Männern erreicht der Balken seine maximale Dicke etwa im Alter von 20–30 Jahren, bei Frauen erst im Alter von 40–50 Jahren, eine interessante Tatsache, deren Bedeutung noch nicht feststeht. (vgl. dazu auch S. 44, »Frauen denken anders als Männer«)

Eine besonders interessante Entwicklung findet zwischen 50 und 60 Jahren statt. Kognitive Hirnrindenareale und emotionale Zentren werden durch die Myelinisierung der sie verbindenden Bahnen zunehmend integriert, was zu einer größeren Ausgewogenheit von Denken und Fühlen führt. Es ist bemerkenswert, dass dieser Entwicklungsprozess, in dem emotionale Zentren, die sehr früh in der Evolution entstanden sind, mit später ausgebauten kognitiven Hirnrindenarealen verbunden werden, erst im fortgeschrittenen Alter stattfindet.

50–60 Jahre

Die nach dem 20. Lebensjahr zunehmende Vernetzung des Gehirns stärkt die Bedeutung der präfrontalen Hirnrinde (Stirnhirnrinde), deren Funktionen gelegentlich mit denen eines Orchesterdirigenten verglichen werden. Wie ein Dirigent im rechten Moment eine bestimmte Instrumentengruppe leiser spielen lässt und eine andere hervorholt, hemmt oder aktiviert der Präfrontal-Kortex jeweils eine spezifische Gruppe von Neuronen. Eine wichtige Aufgabe des Präfrontal-Kortex ist die Hemmung von Impulsen, die den Anforderungen einer spezifischen Situation nicht entsprechen.

Eine weitere Entwicklung, die von großem Interesse ist, ist eine Zunahme von speziellen Neuronen im Gehirn, die in besonders hohem Maße mit dem Neurotransmitter Acetylcholin ausgestattet sind.

Erinnerung und Lernen

Dieser Neurotransmitter spielt eine wichtige Rolle bei der Bildung von Erinnerungen und beim Lernen. Erst nach dem Alter von 20 Jahren erreichen diese Nervenzellen ihre Höchstzahl, die bis ins hohe Alter konstant bleibt. (Es sind diese Neuronen, die im frühen Stadium der Alzheimer-Krankheit zuerst abgebaut werden.)

Aktivität und Erfahrung sind wichtig

Die Forschung der letzten Jahrzehnte hat klar gezeigt, dass das Gehirn länger formbar (plastisch) bleibt, als man früher angenommen hat. Aktivität und Erfahrungen haben einen großen Einfluss auf die Bildung von Synapsen und die Verstärkung von Verbindungen im Netzwerk des Gehirns, was die Basis für die Rehabilitation nach Hirnverletzungen und für lebenslanges Lernen ist. Lernen ist aber mit zunehmendem Alter oft mit immer größeren Anstrengungen verbunden. Der alte Spruch »Was Hänschen nicht lernt, lernt Hans nimmermehr« sollte demnach heißen: »Was Hänschen nicht lernt, lernt Hans oft nur schwer.« Dabei sollte man jedoch die Situationen nicht vergessen, in denen Erwachsene einen Vorteil haben, weil sie mehr Wissen und Erfahrungen haben und über vielfältigere Strategien verfügen.

1998 geriet eine bis dahin fest verankerte Auffassung in der Neurowissenschaft ins Wanken: Bis dahin war man sicher gewesen, dass nach der Geburt keine Neubildung von Neuronen mehr stattfinde.

Untersuchungen mit verfeinerten Methoden konnten aber zeigen, dass sich im Gehirn erwachsener Menschen noch Vorläuferzellen von Neuronen (sogenannte Stammzellen) befinden, die sich entweder spontan oder durch spezifische Anregung zu funktionierenden Nervenzellen entwickeln können. Diese Zellen verfügen über eine hohe Flexibilität. Sie sind wahrscheinlich mitverantwortlich für die Plastizität des Gehirns bei Lernprozessen im Erwachsenenalter. Sie sind mutmaßlich auch von Bedeutung für die Rehabilitation nach Schädigungen des Gehirns, zum Beispiel nach einem Unfall oder Hirnschlag.

**Die Bedeutung
der Stammzellen**

Stammzellen könnten eventuell auch die Ursache für ein Phänomen sein, das man bis jetzt nicht erklären konnte. Früher nahm man an, dass üblicherweise im Lauf des Lebens über 30 Prozent der Neuronen absterben. Doch 2003 konnte eine dänische Forschergruppe zeigen, dass zwischen 20 und 90 Jahren die Abnahme der totalen Anzahl von Neuronen weniger als zehn Prozent beträgt. Es ist möglich, dass ein Verlust von Neuronen zwar stattfindet, aber durch den Nachschub von sich entwickelnden Stammzellen kompensiert wird.

Ebenso wenig, wie man die Hirnentwicklung ab dem Alter von 20 als »Stagnation« bezeichnen kann, kann man in Bezug auf das Verhalten von einem Stillstand sprechen. Nach dem 20. Lebensjahr geht es allerdings weniger um die Schaffung von neuen Kompetenzen und Verhaltensweisen als um die Optimierung der bestehenden.

Die umfassende Integration der zerebralen Aktivität ermöglicht ein zunehmend »ganzheitliches« Verhalten:

Während im Kindes- und Jugendalter äußere Situationen einen großen Einfluss auf das Verhalten ausüben (»bottom-up«), bestimmen im Erwachsenenalter zunehmend individuelle Werte und innere Pläne (»top-down«) das Verhalten.

Während die Geschwindigkeit der Verarbeitung von Sinneseindrücken nach 20 Jahren allmählich abnimmt, nehmen andere Fähigkeiten zu, wie etwa das Verständnis von Begriffen und, dank der Zunahme soziokultureller Erfahrungen, die Flexibilität im Umgang mit Menschen in verschiedenen Situationen. Hilfsbereitschaft, zielgerichtetes Handeln und spirituelle Werte nehmen ebenfalls zu. Nach einem vorübergehenden »Tief« etwa im Alter von 40 Jahren (Midlife-Crisis?) steigt die Selbstakzeptanz wieder an. Auch Persönlichkeitsmerkmale wie Gewissenhaftigkeit und Verträglichkeit nehmen zwischen 20 und 60 Jahren zu.

Eine wichtige Voraussetzung für die Lösung komplexer Lebensprobleme ist das »abwägende Urteilen«, eine Fähigkeit, die erst ab dem Alter von etwa 30 Jahren zur Entfaltung kommt. Unter »abwägendem Urteilen« versteht man Fähigkeiten wie etwa die, Entscheidungen zu treffen in dem Wissen, dass die dafür nötige Information unvollständig ist, rationale und emotionale Faktoren ausgewogen zu berücksichtigen sowie kurzfristige und langfristige Konsequenzen zu erwägen und den Wahrscheinlichkeitsgrad der Richtigkeit der Entscheidung zu schätzen.

Fähigkeiten, die im Erwachsenenalter zunehmen:

Verständnis von Begriffen

Soziokulturelle Erfahrung

Sprache, Kommunikation

Exekutivfunktionen (z. B. Impulskontrolle, fokussierte Aufmerksamkeit)

Empathie

Abwägendes Urteilen

Lebensweise und Lebenskompetenz

Von besonderer Bedeutung für das Alter sind Untersuchungen, die einen klaren Zusammenhang zwischen der Lebensweise mit 30 bis 50 Jahren und Lebenskompetenzen im Alter von 70 und 90 Jahren aufzeigen. Menschen, die mit 30 bis 50 Jahren ein ausgeprägtes Gesundheitsbewusstsein haben, die sich weiterbilden und aktiv nach Informationen suchen, um Probleme zu lösen, sind besser in der Lage, ihre Lebensführung im Alter positiv zu gestalten.

Zusammenfassend lässt sich sagen: Angesichts von so viel Dynamik der Gehirnentwicklung nach dem 20. Lebensjahr kann von Stagnation keine Rede sein.

»Im hohen Alter ist eine Demenz praktisch vorprogrammiert«

Demenz gehört nicht zum üblichen Altern

Die Auffassung, dass eine Demenz im hohen Alter vorprogrammiert sei, beruht auf der Annahme, dass eine Demenz ab einem gewissen Alter normaler Bestandteil des Alterungsprozesses sei und dass im hohen Alter etwa von 90 Jahren die Zahl der Nervenzellen stark vermindert sei. Beide Annahmen sind falsch. Die Mehrheit hochbetagter Menschen leidet nicht unter einer Demenz.

Was ist Demenz? Unter Demenz (lat.: de-mens, ohne Verstand) wird ein krankhafter Prozess mit fortschreitendem Verlust geistiger Fähigkeiten verstanden, der zu einem Abbau der Persönlichkeit und zu Hilflosigkeit und hoher Pflegebedürftigkeit führt. Demenz ist nicht Bestandteil des üblichen Alterns, sondern eine Form des krankhaften Alterns. 60 bis 70 Prozent der Menschen über 90 Jahren sind *nicht* dement. Bei einigen können im Prozess des üblichen Alterns leichte kognitive Einbußen beobachtet werden, die aber nicht zu einem Verlust der Selbstständigkeit führen. Bei anderen bleiben die geistigen Fähigkeiten bis ans Lebensende weitgehend erhalten.

Kreislaufstörungen und Hirnschlägen vorbeugen Generell gilt, dass Veränderungen des Lebensstils im Alter – insbesondere solche, die die Gefahr von Kreislaufstörungen und Hirnschlägen vermindern – viel zur Erhaltung der Hirnleistungen im Alter beitragen können.

Es gibt auch Beispiele von Menschen, die im hohen Alter zu großartigen kreativen Leistungen fähig waren, wie etwa Pablo Casals, Frank Lloyd Wright, Artur Rubinstein, Marc Chagall. Demenz ist also kein unausweichliches Schicksal. Zutreffend ist hingegen, dass das Risiko, an einer Demenz zu erkranken, mit dem Alter zunimmt.

Zunahme der Demenz in verschiedenen Altersgruppen

70–74 Jahre	5–10 %
80–84 Jahre	10–15 %
90 + Jahre	30–40 %

Eine Demenz kann verschiedene Ursachen haben (vgl. dazu die Tabelle: Ursachen einer Demenz, S. 102). Die häufigste Demenzerkrankung ist die Alzheimer-Krankheit, wobei fünf Prozent der Erkrankungen genetisch bedingt sind, also im wahren Sinne des Wortes »vorprogrammiert«. Diese genetische Form der Krankheit tritt früh im Leben auf, im Alter von 30 bis 50 Jahren, im Gegensatz zu den meisten nicht genetisch bedingten Alzheimererkrankungen, die nach dem Alter von 60 Jahren auftreten. Das Risiko einer Alzheimererkrankung nimmt nach 90 Jahren nicht weiter zu.

Dass die genetische »Programmierung« beeinflusst werden kann, zeigen Untersuchungen von eineiigen Zwillingen, die einen völlig verschiedenen Verlauf der Erkrankung aufwiesen. Da eineiige Zwillinge die gleichen Erbanlagen haben,

Alzheimer-Krankheit: Genetik und Umwelt

darf man annehmen, dass die Umwelt einen Einfluss auf die Krankheit ausüben kann.

Ursachen einer Demenz	
Alzheimer-Krankheit	50 %
Arterienverkalkung	20 %
Parkinson-Krankheit	8 %
Nach Hirntrauma	5 %
Verschiedene andere Ursachen	17 %

Symptome abklären

Wichtig ist eine umfassende Abklärung von Symptomen, die fälschlicherweise für Anzeichen einer Demenz gehalten werden könnten, denn diese Symptome können oft erfolgreich behandelt werden.

Krankheiten und andere Faktoren, die eine Demenz vortäuschen können

Schwerhörigkeit, Depression, Tumor, Medikamente, Drogen, Alkoholismus. Infektionen, Stoffwechselstörungen, Nieren- oder Lebererkrankungen, Schilddrüsenerkrankungen, Vitamin B_{12}-Mangel, chronischer Schlafmangel.

Zur zweiten eingangs genannten Annahme – dass nach 90 Jahren die meisten Nervenzellen im Gehirn abgestorben sind – ist Folgendes zu sagen: Die Neuronenzahl in der Hirnrinde nimmt zwischen 20 und 90 Jahren um nur etwa zehn Prozent ab. Auch die Zahl der die Neuronen unterstützenden Gliazellen nimmt nicht wesentlich ab.

Eine Demenzerkrankung kann man derzeit nicht heilen. Doch gibt es vielfältige Möglichkeiten, ihren Verlauf zu verzögern und den Schweregrad der Symptome zu mildern. Dabei müssen verschiedene Begleitumstände berücksichtigt werden: Schlafstörungen sollten behandelt werden, und es sollte überprüft werden, ob evtl. eine versteckte Depression vorliegt, die der Behandlung bedarf. Darüber hinaus ist auf eine gesunde Ernährung und ausreichende Flüssigkeitszufuhr zu achten. Patienten mit einer Demenz können je nach individueller Situation und persönlichen Interessen körperlich und geistig aktiviert werden, ohne sie zu überfordern. Liebevolle Zuwendung ist wichtig, auch wenn die Patienten darauf oft gar nicht oder kaum zu reagieren scheinen. Gefühle sind häufig besser erhalten als Denken.

Demenz: derzeit nicht heilbar, aber positiv beeinflussbar

Gehirn und Geist

»Der Geist benutzt das Gehirn lediglich als Vehikel«

Die Beziehung von Geist und Gehirn

Hinter der Ansicht, dass der Geist das Gehirn lediglich als Vehikel benutzt, steht die dualistische Vorstellung von Gehirn und Geist als zwei getrennt voneinander existierenden Kategorien. Dabei liefert das Gehirn die materielle Basis für den Geist, der seinerseits als immaterielle, kreative Kategorie verstanden wird. Nach dieser Auffassung ist es denkbar, dass der Geist das sterbliche Gehirn überlebt. Im Gegensatz dazu steht die monistische Auffassung, in der Gehirn und Geist eine untrennbare Einheit bilden.

Geist und Gehirn: zwei getrennte Kategorien?

In der Sicht vieler heutiger Philosophen und Neurowissenschaftler herrscht die monistische Auffassung vor. Das Entstehen mentaler Prozesse ist unverzichtbar an die Existenz und Funktion neuraler Aktivität des Gehirns gebunden, was aber nicht hinreichend ist, um geistige Inhalte zu erfassen.

Der spezifische Inhalt eines Gedankens ist nicht durch eine Konstellation von Neuronen definiert. Er hängt stets davon ab, in welchem sprachlichen, sozialen und kulturellen Umfeld sich das Individuum befindet, welche Erfahrun-

Gedanken: mehr als Neuronen-Konstellationen

gen es gemacht hat und in welcher Stimmung es sich befindet.

Die Zusammenarbeit von Psychologie, Psychiatrie, und Neurowissenschaft unter Einsatz neuer Methoden und technischer Hilfsmittel hat weitreichende Erkenntnisse auf vielen verschiedenen Gebieten erbracht. In Bezug auf die Wahrnehmung wissen wir zum Beispiel, dass die gleichen Hirnareale aktiviert werden, wenn wir einen Gegenstand direkt anschauen oder uns diesen Gegenstand lediglich vorstellen. Diese Erkenntnisse beruhen aber auf Beobachtungen durch Drittpersonen, nicht auf Ich-Erfahrungen.

Die Neurowissenschaft der Ich-Erfahrungen

Bis jetzt galt es als unmöglich, den Inhalt von Gedanken und subjektives Empfinden neurowissenschaftlich zu erfassen. Ebenfalls beinahe unlösbar schien die Frage, wie mentale Aktivität aus neuraler Aktivität entsteht. Doch zeigen neue Forschungsergebnisse schon erste Ansätze in der Erfassung dieses Gebiets. Ein Beispiel ist die 2007 publizierte Arbeit von J.-D. Haynes vom Max-Planck-Institut Berlin. Testteilnehmern wurden Zahlenpaare gezeigt und gefragt, ob sie die Zahlen addieren oder subtrahieren würden. Allein durch Beobachtung der Hirnaktivität gelang es den Forschern zu ermitteln, welche von den beiden Möglichkeiten die Probanden wählen würden. Diese Resultate wurden durch funktionelle Magnetresonanztomografie und kürzlich erarbeitete Analysemethoden ermöglicht, die mit weiterer Entwicklung das Potenzial haben, Gedanken, Hoffnungen und Emotionen zu erfassen. Es ist deshalb nicht überraschend, dass die Autoren dieser Studie selber eine umfassende Diskussion der ethischen Aspekte dieser Forschung fordern.

Ein Grund für die Verständnisschwierigkeiten zwischen Neurowissenschaftlern und Geisteswissenschaftlern ist, dass sie von grundsätzlich verschiedenen Betrachtungsweisen ausgehen, denen auch ein jeweils unterschiedliches Vokabular entspricht. Sie sprechen keine gemeinsame Sprache, auch wenn sie sich auf das gleiche Phänomen beziehen. Als Beispiel mag die Diskussion zwischen Heinrich von Helmholtz und Johannes Brahms gelten. Helmholtz sprach über die physikalischen Eigenschaften von Tönen, zum Beispiel Sinuswellen und Spektra, Brahms benutzte musikalische Begriffe wie Melodie und Rhythmus. Obwohl Sinuswellen und Spektra die physikalischen Grundlagen der musikalischen Begriffe sind, verstand Brahms, dass das nötige Vokabular, um eine Symphonie zu beschreiben, nicht durch die physikalischen Konzepte von Helmholtz ersetzt werden konnte.

Natur- und Geisteswissenschaften: unterschiedliche Sprachen

Solange die Zusammenhänge von neuraler und mentaler Aktivität nicht bekannt sind, können wir die Gehirn-Geist-Beziehung nur mittels zweier verschiedener Denksysteme mit den entsprechenden zwei »Sprachen« in Ansätzen darstellen. Dies ist keine Bestätigung einer dualistischen Vorstellung von Gehirn und Geist, sondern das Eingeständnis der faszinierenden Komplexität der Gehirn-Geist-Beziehung, deren Verständnis eine innovative und geduldige Zusammenarbeit von Geistes- und Naturwissenschaften verlangt.

»Das Gehirn bestimmt alles, wir haben keinen freien Willen«

Im Grenzbereich von Hirnforschung und Philosophie

Ein folgenschweres Experiment

Ein in den frühen 1980er-Jahren von Benjamin Libet und Mitarbeitern publiziertes Experiment war der Anlass für eine äußerst engagierte öffentliche Diskussion über die Frage, ob der Mensch einen freien Willen habe. Die Versuchspersonen in diesem Experiment wurden gebeten, den Finger zu beugen, sobald sie das wollten, während die abgelaufene Zeit ständig registriert wurde. Gleichzeitig wurden ihre Gehirnströme gemessen. Im EEG zeigte sich, dass schon 0,5 Sekunden, bevor sie den Entschluss fassten, den Finger zu beugen, ein sogenanntes Bereitschaftssignal im Gehirn auftrat. Eine Schlussfolgerung daraus war, dass die Handlung durch Gehirnaktivität ausgelöst worden war, noch bevor sich die Versuchsperson überhaupt bewusst war, dass sie den Finger beugen wollte. Diese Beobachtung wurde vielerorts verallgemeinert und als Beweis dafür interpretiert, dass es keinen freien Willen gebe und das Gehirn all unsere Handlungen diktiere.

Die Forscher, die das besagte Experiment durchführten, hatten allerdings schon im Titel ihrer Publikation erklärt, dass die Einleitung einer freiwilligen Handlung unbewusst ist. Die Entscheidung dazu tritt vor dem Bereitschaftspotenzial auf und ist handlungswirksam.

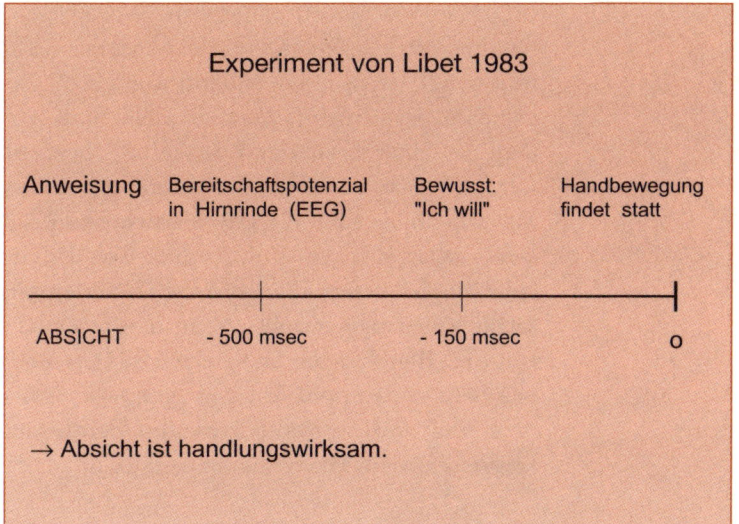

Experiment von Libet 1983

Anweisung Bereitschaftspotenzial Bewusst: Handbewegung
in Hirnrinde (EEG) "Ich will" findet statt

ABSICHT - 500 msec - 150 msec 0

→ Absicht ist handlungswirksam.

2003 flammte die öffentliche Diskussion um den freien Willen erneut auf, nachdem namhafte deutsche Neurowissenschaftler die Existenz eines freien Willens in Frage stellten. Zwei provokative Aussagen sind die folgenden:

Infragestellung des vorherrschenden Menschenbildes

»Verschaltungen legen uns fest: Wir sollten aufhören, von Freiheit zu sprechen.«

Wolf Singer, (in: Hirnforschung und Willensfreiheit, hg. v. Christian Geyer 2004)

»Eine Gesellschaft darf niemanden bestrafen, nur weil er in irgendeinem moralischen Sinne schuldig geworden ist, dies hätte nur dann einen Sinn, wenn dieses denkende Subjekt die Möglichkeit gehabt hätte, auch anders zu handeln als tatsächlich geschehen.«

Gerhard Roth (FAZ, 10. November 2003)

Im »Manifest der elf führenden Neurowissen-schaftler über Gegenwart und Zukunft der Hirn-forschung« ist zu lesen: » Dann werden die Er-gebnisse der Hirnforschung in dem Maße, in dem sie einer breiteren Bevölkerung bewusst werden, auch zu einer Veränderung unseres Menschenbilds führen.« Das Menschenbild un-serer gegenwärtigen Kultur und Gesellschaft wird durch Aussagen wie die eben zitierten tat-sächlich in Frage gestellt. Wenn unsere Gedan-ken und Handlungen vom Gehirn diktiert sind, wie steht es dann mit den Konzepten des »Ich«, der Verantwortung des Individuums, der Gedan-kenfreiheit, dem Phänomen Bewusstsein?

Der freie Wille: eine Illusion?

Die Auffassung, der freie Wille sei nur eine Illu-sion und unsere Absichten durch neurale Ver-schaltungen determiniert, beruht auf der Tatsa-che, dass der Determinismus in der Physik unbestrittene Gültigkeit hatte und daher auch auf andere Gebiete ausgedehnt wurde. Es stimmt, dass alle Handlungen von der Aktivität von Neu-ronen ausgehen und damit einer gewissen biolo-gischen Determinierung unterliegen. Dies bedeu-tet aber nicht, dass unser Handeln ausschließlich durch die im Laufe der Evolution festgelegten ge-netischen Anweisungen in den Neuronen be-stimmt ist. Das Verhalten eines Menschen ergibt sich aus der immerwährenden und einzigartigen Interaktion von Genetik, Umwelt und individuel-len Erfahrungen. Es ist also nicht ausschließlich durch eine biologisch festgelegte Determinierung der Neuronen vorauszusagen.

Das oben erwähnte, von Wolf Singer und Gerhard Roth mitunterzeichnete Manifest wurde 2004 veröffentlicht und enthält auch besonnenere Feststellungen, zum Beispiel: »Eine vollständige Beschreibung des individuellen Gehirns und damit eine Vorhersage über das Verhalten einer bestimmten Person kann nur höchst eingeschränkt gelingen«, es ist »generell unmöglich, durch Erfassung von Hirnaktivität auf die daraus resultierenden psychischen Vorgänge eines konkreten Individuums zu schließen« und »die Hirnforschung wird klar unterscheiden müssen, was sie sagen kann und was außerhalb ihres Zuständigkeitsbereichs liegt«. Die Diskussion lässt sich mit den Worten des amerikanischen Neurowissenschaftlers Michael Gazzaniga, Mitglied des American Council of Bioethics, treffend zusammenfassen: »Gehirne sind automatisch, aber Menschen sind frei« (in: E. R. Kandel, »In Search of Memory« 2006).

Der Philosoph Peter Bieri spricht von einem »bedingt freien Willen«. Entscheidungen sind dann frei, wenn sie bewusst und durch das rationale Abwägen von Argumenten erfolgen, die durch Lernprozesse und Erfahrungen in bewussten Erinnerungen gespeichert sind (deklaratives Gedächtnis). Das bewusste Abwägen soll ohne innere und äußere Zwänge ablaufen und zu einem entsprechenden Handeln führen. Sind diese Bedingungen erfüllt, kann von einem freien Willen gesprochen werden. Die handelnde Person ist dann auch für ihre Handlung verantwortlich.

Der »bedingt« freie Wille

Da es aber keine absolute Freiheit gibt, muss man unterschiedliche Grade von Freiheit unterscheiden. Je umfassender der Zugang zu den Argumenten, je breiter der Abwägungsprozess und je größer die Handlungsmöglichkeiten, desto höher ist der Freiheitsgrad. Am unteren Ende dieses Spektrums stehen Entscheidungen, die automatisch, unwillkürlich und unbewusst getroffen werden, für das Funktionieren des Organismus jedoch unerlässlich sind. Dazu gehören etwa lebensnotwendige Reflexe.

Der freie Wille: eine Aufgabe

Wenn die Rede von bewussten Entscheidungen ist, ist es wichtig zu beachten, wie viele und welche Argumente für ein abwägendes Urteilen zur Verfügung stehen. Dieses hängt von vielen Bedingungen ab, von denen uns nur ein Teil bewusst ist. Der freie Wille ist keine naturgegebene Begabung; er muss erarbeitet werden und erfordert Fantasie, Selbstreflexion, Empathie, Engagement und Verantwortung. Der freie Wille ist nach Kant eine »sittliche Aufgabe«. Damit ist also der Wille nicht absolut, sondern nur *bedingt* frei. Und das ist gut so. Menschen unterliegen Naturgesetzen und Regeln des Zusammenlebens. Eine absolute Willens- und Handlungsfreiheit würde ein Zusammenleben als Gemeinschaft unmöglich machen.

»Meditation verändert das Gehirn«

Die Wirkung kontemplativer Versenkung auf die Hirnaktivität

M editation (von lat. meditatio = Nachdenken über) beinhaltet ein nachdenkendes Eindringen, intensives Betrachten, Sich-Versenken in einen Gegenstand oder eine Gedankenwelt.

Meditieren kann durch Schweigen, Entspannung und inneres Lauschen eingeübt werden. Es ist ein Phänomen, das sich in verschiedenen Formen in allen Kulturen und zu allen Zeiten entwickelt hat.

Meditation ist kulturübergreifend

Mit der Frage der Wirkung von Meditation auf die Hirnaktivität hat die Neurobiologie sich in den letzten Jahren intensiv befasst. Ermuntert vom Dalai Lama, ließen meditationserfahrene buddhistische Mönche ihre Hirnaktivität mit Hilfe von Kernspintomografie und EEG wissenschaftlich untersuchen. 2004 wurden die Resultate publiziert. Bei acht Mönchen (15 bis 20 Jahre Meditationserfahrung, 10 000 bis 50 000 Stunden Meditation) wurde die Hirnaktivität elektrisch (EEG) und funktionell (fMRI) gemessen und die Resultate mit der Hirnaktivität von zehn College-Studenten verglichen, die lediglich eine Woche Training in Meditation hinter sich hatten. Die EEGs der Mönche unterschieden sich von denen der Kontrollgruppe besonders im linken Stirnhirn. Dort wurden sehr hohe Gamma-Wellen gemessen, die auf eine hohe und fokussierte Aufmerksamkeit schließen lassen.

Dauerhafte Veränderungen im Gehirn? Interessant ist, dass diese Veränderungen in der Hirnrinde schon vor dem Beginn der Meditationsphase vorhanden waren, was als Hinweis darauf gedeutet werden kann, dass das lange und intensive »Training« im Meditieren zu dauerhaften Veränderungen im Gehirn führt.

Bei einem anderen Versuch wurde der Blutfluss zum Gehirn gemessen, während buddhistische Mönche meditierten. Es zeigte sich eine starke Zunahme der Aktivität im Stirnhirn, was auf eine erhöhte Aufmerksamkeit hinweist; gleichzeitig wurde eine deutliche Verminderung des Blutflusses im Scheitelhirn beobachtet. Dieser Bereich der Hirnrinde spielt eine wichtige Rolle bei der Orientierung des Individuums im Raum. Die Autoren der Studie vermuten, dass die Verminderung des Blutflusses zu diesem Gebiet mit ein Grund dafür sein könnte, dass meditationserfahrene Menschen oft von einem Zustand berichten, in dem sie aufhören, sich als eine isolierte Einheit zu fühlen, und sich stattdessen mit dem gesamten Universum verbunden fühlen.

Eine neue Studie liefert weitere interessante Befunde zur Frage des Einflusses von Meditation auf die Hirnaktivität. Daran beteiligt waren Wissenschaftler mehrerer renommierter Universitäten in Massachusetts, zusammen mit weiteren Instituten für Psychologie, Pädagogik, Hirnforschung und Medizin. Die Probanden waren 20 circa 38-jährige Erwachsene, die Meditation in ihren Alltag integriert hatten und zwar mit etwa 40 Minuten pro Tag. Im Durchschnitt hatten die Beteiligten zwischen zwei und neun Jahren Erfahrung in sogenannter »Insight-Meditation«. »Insight Meditation« beruht auf fokussierter Aufmerksamkeit auf körperliche Vorgänge wie Atmung, Herzschlag, Muskelspannung und Darmbewegungen. Als Kontrollgruppe dienten 15 Personen gleichen Alters und Geschlechts, die keine Erfahrung mit Meditation hatten.

Bildgebende Verfahren zeigten bei den Testpersonen eine klare Verdickung der Hirnrinde, ein Hinweis auf eine mögliche erhöhte Vernetzung, und zwar in den Teilen, die eine Rolle bei der Wahrnehmung von Zuständen der inneren Organe spielen. Eine solche Hirnveränderung ist ein weiteres Beispiel für die durch mentale Aktivität bewirkte Plastizität des Gehirns. Die Untersuchungsmethoden lassen keine Rückschlüsse darauf zu, ob die Verdickung durch eine Zunahme von Synapsen oder Dendriten bedingt ist oder durch eine Zunahme von Gliazellen oder eine Vermehrung der Durchblutungskapillaren. Alle vier Veränderungen würden zu einer Verbesserung der neuronalen Funktion führen.

Klinische Untersuchungen haben gezeigt, dass Meditation Schmerzen lindern kann, dass sie das vegetative Nervensystem beruhigt und die Intensität negativer Emotionen vermindert. Meditation kann auch zur Verbesserung der Lebensqualität nach einem Schädel-Hirn-Trauma beitragen.

Positive Auswirkungen von Meditation

Noch unbewiesen: spezifische Effekte auf das Gehirn

Es ist sehr zu bedauern, dass bei all diesen interessanten Untersuchungen keine wahren Kontrollexperimente ausgeführt wurden, die Auskunft darüber hätten geben können, ob Meditation tatsächlich einen *spezifischen* Effekt auf Hirnstrukturen und -funktionen hat. Plastizität ist eine *allgemeine* Eigenschaft des Gehirns; denn jede mentale Aktivität basiert auf Prozessen im neuronalen Netzwerk und führt mit der Zeit zu strukturellen und funktionellen Änderungen im Gehirn. Es ist also nicht überraschend, dass das Gehirn auf intensive und lange Meditation mit strukturellen Veränderungen reagiert. Wichtig wäre es, die Wirkungen der Meditation mit einer anderen, gleich intensiven mentalen Aktivität zu vergleichen, zum Beispiel mit Kunst oder Musik oder mit einem andauernden und intensiven Nachdenken über Probleme der Welt. Interessant wäre auch, die Hirnaktivität und die geistigen Leistungen der buddhistischen Mönchen mit 10000 Stunden Meditationserfahrung mit der Hirnaktivität und den geistigen Leistungen von Philosophen zu vergleichen, die 10000 Stunden Erfahrung in philosophischer Reflexion haben.

»Die Gehirnforschung kann den Glauben an Gott erklären«

Die Grenzen neurowissenschaftlicher Forschung

Ein großer Teil, wenn nicht der größte Teil der Menschheit glaubt an die Existenz einer oder mehrerer überirdischer, höherer Mächte. In einer 2003 in den USA durchgeführten repräsentativen Umfrage erklärten 90 Prozent der Erwachsenen, dass sie an Gott glauben. Nach einer Umfrage in Deutschland, Österreich und der Schweiz aus dem Jahr 2002 zur Frage des Ursprungs des Lebens glauben über 41 Prozent der Menschen an einen Schöpfungsakt Gottes.

Die Tatsache, dass der Glaube an eine überirdische Macht so weitverbreitet und so fest im menschlichen Denken verankert ist, wirft Fragen nach den zugrunde liegenden biologischen Prozessen auf. Die Neurowissenschaft versucht, diese mit Hilfe der heute zur Verfügung stehenden Technologien zu ergründen. Dabei geht es jedoch keinesfalls um die Suche etwa nach einem speziellen »Gottes-Modul« oder »Gottes-Gen«, wie gelegentlich in den Medien publikumswirksam behauptet wird. Der Ausdruck »Neurotheologie« ist ebenso irreführend.

Glaube: im Denken vieler Menschen fest verankert

Spirituelle Erlebnisse hingegen können zum Teil erforscht werden, denn sie beruhen auf komplexen mentalen Prozessen im Gehirn, und die neurobiologische Forschung kann einige Auswirkun-

Zum Teil erforschbar: spirituelle Erlebnisse

gen dieser Prozesse aufzeigen. Aber Vorsicht: Es ist zu betonen, dass die im Labor hervorgerufenen spirituellen Gefühle nicht spontanen Gefühlen gleichzusetzen sind und dass die vorliegenden Resultate erst vorläufig sind.

Meditation und Gebet: neurobiologisch das Gleiche? Karmeliternonnen erklärten sich bereit, an einer Studie teilzunehmen, in der die Hirnaktivität in Zuständen tiefer religiöser Versenkung gemessen wurde. Während die Nonnen im tiefen Gebet waren, wurde ihre Hirnaktivität im EEG aufgezeichnet. Die Resultate zeigten eine erhöhte Aktivität in praktisch allen Regionen der Hirnrinde. In den weiter oben beschriebenen (vgl. S. 114) Untersuchungen mit den buddhistischen Mönchen wurde im Höhepunkt der Meditation eine erhöhte Aktivität vorwiegend im Stirnhirn gefunden, bei einer gleichzeitigen verminderten Aktivität im Scheitelhirn. Die Nonnen zeigten keine verminderte Aktivität im Scheitelhirn. Die bei den Mönchen beobachtete Abnahme der Aktivität im Scheitelhirn könnte im Zusammenhang mit einem veränderten Raumgefühl stehen und mit einem Empfinden, in dem sie sich nicht als isolierte Einheit, sondern sich mit dem Universum verschmolzen fühlen (vgl. auch dazu S. 114) Die unterschiedliche Aktivierung der Hirnrinde in den beiden Gruppen, zusammen mit den jeweils unterschiedlichen Zustandsempfindungen könnte ein Hinweis darauf sein, dass meditative Erfahrungen und tiefe religiöse Erfahrungen auf verschiedene neuronale Netzwerke, wahrscheinlich mit Überlappungen, verteilt sind.

Im Jahre 2004 erschien ein Buch mit dem verheißungsvollen Titel »Das Gottes-Gen. Warum uns der Glaube im Blut liegt«. Die Titelformulierung enthält die Behauptung, dass die Bereitschaft, an eine höhere Macht zu glauben, Bestandteil des menschlichen Genoms sei, ja sogar, dass die Wissenschaft ein spezifisches Gen dafür identifiziert habe. Auch wenn das Buch zahlreiche interessante Zusammenhänge über individuelle Unterschiede in Bezug auf die Offenheit für spirituelle Erfahrungen näher beleuchtet, ist sein Titel irreführend. Persönlichkeitsmerkmale basieren nicht auf einzelnen Genen, sondern sind das Resultat der Zusammenarbeit von vielen Genen in ständiger Interaktion mit der Umwelt.

Bei Studien mit eineiigen Zwillingen, die in verschiedenen Familien aufwuchsen, zeigte sich, dass das Hingezogensein zu Gott vorwiegend genetisch beeinflusst war, während die rituellen Handlungen, die diesen Glauben begleiteten, vorwiegend durch die Kultur und Umgebung bestimmt wurden, in der die Kinder aufwuchsen.

Der Autor Dean H. Hamer betont in seinem Buch, dass – im Gegensatz zum Titel – das Gen, das er identifiziert hat, weder direkt mit Gott zu tun hat noch mit Religion, sondern mit der menschlichen Tendenz zur Spiritualität. Spiritualität umfasst eine Form des Selbstvergessens, ein Gefühl des Verbundenseins mit dem ganzen Universum und eine Offenheit für Zustände, die nicht rein rational zu erklären sind. Eine Gruppe von Menschen zeigte in einer Befragung zu Persönlichkeit und Temperament eine besonders große Neigung zu spirituellen Erlebnissen. Diese Menschen wiesen auch eine bestimmte Variante eines Gens auf, die einen Einfluss auf die Aktivität des Neurotransmitters Serotonin hat. Serotonin ist wichtig im Zusammenhang mit der Modulation von Stimmungen, der Verarbeitung sensorischer Reize und der Impulskontrolle. Veränderungen des Serotoninstoffwechsels können Auswirkungen auf die Wahrnehmung und das Selbstbewusstsein haben und mit spirituellen Empfindungen und mystischen Erlebnissen einhergehen. Das Vorliegen dieser Genvariante bedeutet nicht, dass die betreffende Person unbedingt an Gott glaubt, aber es erhöht die Wahrscheinlichkeit, dass sie eine Offenheit für das Überirdische und Übersinnliche mitbringt.

Wissen und Glauben

Neurowissenschaftliche Forschung kann dazu beitragen, die Offenheit für das Übersinnliche oder Überirdische besser zu verstehen. Sie kann aber die Existenz Gottes weder beweisen noch verneinen. Wie schon Kant feststellte, ist ein wissenschaftlicher Beweis Gottes als einer Macht, die außerhalb und über dem menschlichen Denken steht, *prinzipiell* nicht möglich, da die dazu notwendigen Bedingungen dem Menschen nicht gegeben sind. Dies war für Kant jedoch kein Grund, nicht an Gott zu glauben. Er kam zu dem Schluss, dass der Glaube an Gott fest in der menschlichen Natur verankert ist. »Der Glaube an einen Gott und eine andere Welt ist mit meiner moralischen Gesinnung so verwebt, dass, so wenig ich Gefahr laufe, die letztere einzubüßen, ebenso wenig besorge ich, dass mir die erste jemals entrissen werden könnte.«

Anhang

Hirnstrukturen

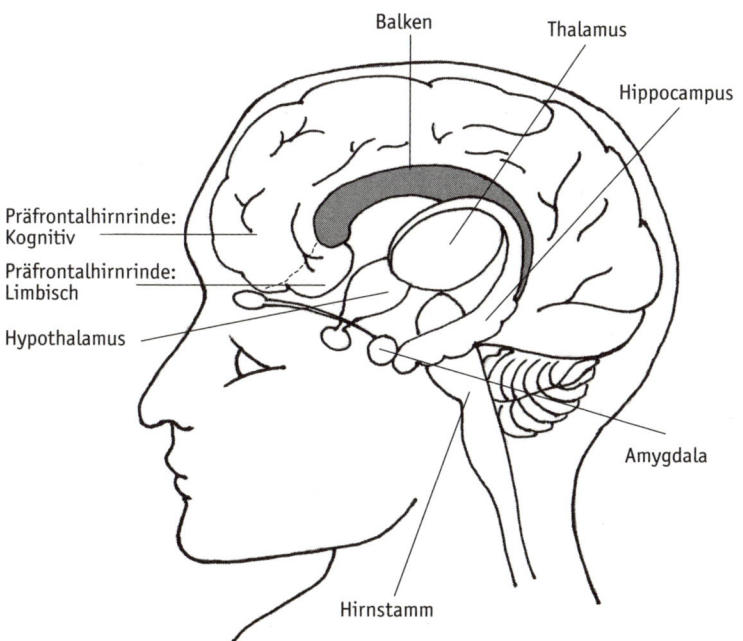

Präfrontalhirnrinde: Denken, Fühlen

Balken: Corpus callosum, verbindet die beiden Hemisphären

Thalamus: Zentrale Vermittlungsstation für Sinnesinformationen

Hypothalamus: Hormonale, immunologische, emotionale Funktionen

Hippocampus: Bildung von Erinnerungen

Amygdala: Emotionale Reaktionen

Hirnstamm: zentrale Lebensfunktionen, verbindet Gehirn und Rückenmark

Glossar

Amygdala (Mandelkern); mandelförmiges Hirnorgan in der Mitte des Gehirns und Teil des limbischen Systems. Zuständig für rasche und automatische Verarbeitung von Emotionen, vor allem in Situationen, die als furchterregend und/oder bedrohlich erlebt werden. Die Amygdala steht in enger Verbindung mit Hirnrinde, Hypothalamus, Hippocampus, Thalamus und Stammhirn.

Arbeitsgedächtnis; »Arbeiten mit dem Gedächtnis«: System, das es ermöglicht, zwei Gedächtnisinhalte gleichzeitig zu benutzen. Das Arbeitsgedächtnis ist nicht identisch mit dem Kurzzeitgedächtnis.

Axon; Nerv. Fortsatz eines Neurons, der Impulse an andere Neuronen, an Muskeln oder an Drüsen sendet.

Basalganglien; Hirnstrukturen, die bei der Planung und Ausführung von Bewegungen eine Rolle spielen. Sie sind auch Teil der Sprach- und Belohnungssysteme.

Blühen; die explosionsartige Zunahme von Kontaktstellen (Synapsen) zwischen Neuronen im Gehirn in der Kindheit. Siehe auch »Stutzen«.

Corpus callosum (Balken); dickes Bündel von Nervenfasern, das die beiden Hirnhälften miteinander verbindet.

Dendriten; »Empfangsantennen« einer Nervenzelle, die Signale von anderen Nervenzellen empfängt.

Desoxyribonukleinsäure(DNS); Bestandteile der Gene

Echoneuronen; siehe »Spiegelneurone«. Echoneuronen reagieren auf Laute und spielen eine Rolle in der Sprachentwicklung.

Elektroenzephalogramm (EEG); Bildgebungstechnik zur Messung der von den Neuronen ausgehenden elektrischen Aktivität über die Kopfhaut.

Exekutivfunktionen; höhere Kontrollfunktionen wie das Planen, Ausführen und Auswerten von Tätigkeiten sowie die Impulshemmung. Vorwiegend im Stirnhirn lokalisiert.

fMRI (functional Magnetic Resonance Imaging); Bildgebungstechnik zur Messung und Lokalisierung von Aktivitäten im Gehirn. Siehe auch MRI.

Fötus; das ungeborene Kind nach den ersten drei Monaten der Schwangerschaft.

Frontalhirn; vorderer Teil der Hirnrinde. Umfasst auch den Präfrontal-Kortex (Stirnhirn).

Gen; Erbträger. Ein Gen besteht aus DNS und enthält die spezifische Bauanleitung für das Individuum.

Gen-Expression; Aktivierung der in den Genen vorhandenen Information.

Habituation; nachlassende Reaktionen auf kurz nacheinander wiederholte, gefahrlose Reize (Gewöhnung). Einfache Form des Lernens.

Hemisphäre; Hirnhälfte. Das Gehirn besteht aus einer rechten und einer linken Hirnhälfte. Die rechte und linke Hemisphäre haben verschiedene funktionelle Schwerpunkte, arbeiten aber immer eng zusammen.

Hirnrinde; siehe »Kortex«.

Hippocampus; subkortikale (unter der Hirnrinde liegende) Struktur, die wichtig für die Bildung und Speicherung von Erinnerungen ist. Teil des limbischen Systems mit engem Kontakt zur Amygdala.

Hypothalamus; wichtige Kontrollstruktur im Gehirn. Der Hypothalamus ist zuständig für hormonale (endokrinologische), immunologische und emotionale Funktionen und für Schlaf. Er ist ein Teil des limbischen Systems.

Kortex (Hirnrinde); eine etwa 4 mm dicke Schicht an der Oberfläche des Gehirns. Hier befinden sich die Nervenzellkörper (»graue Substanz«). Die Hirnrinde ist in Areale unterteilt, die spezielle Funktionen haben und eng vernetzt sind.

Kortison; ein von der Nebennierenrinde produziertes Hormon, das in Stresssituationen vermehrt ausgeschüttet wird.

Limbisches System; eine Gruppe von Hirnstrukturen, die eine besondere Rolle bei Gefühlen wie Furcht und Aggression sowie bei der Gedächtnisbildung spielen. Dazu gehören Hippocampus, Amygdala, Hypothalamus und die limbische Hirnrinde.

Motor-Kortex; Teil der Hirnrinde, der auf die Steuerung von Muskelbewegungen spezialisiert ist.

MRI (Magnetic Resonance Imaging); Magnetresonanztomografie (Kernspintomographie). Bildgebendes Verfahren zur Darstellung von Strukturen im Innern des Körpers. Mit der Hilfe von Magneten, Radiowellen und Computern werden klare Schnittbilder des Körpers erzeugt. Siehe auch fMRI.

Myelin; aus Fetten und Eiweißen bestehende Isolierschichten um den Nerv, welche die Nervenleitgeschwindigkeit erhöhen; Bestandteil der »weißen Substanz« unterhalb der Hirnrinde.

Neuron; Nervenzelle, bestehend aus dem Zellkörper mit Verästelungen (Dendriten) und einem langen Fortsatz (Axon, Nerv).

Neurotransmitter; chemischer Botenstoff, der an einer Synapse freigesetzt wird, um die Übertragung eines Impulses von einem Neuron zum anderen oder zum Endorgan zu ermöglichen. Neurotransmitter können einen anregenden oder hemmenden Einfluss auf die Aktivität der Neuronen ausüben. Sie werden auch in der Psychopharmakologie eingesetzt.

Östrogen; weibliches Geschlechtshormon.

PET (Positronen-Emissions-Tomografie); bildgebendes Verfahren der Nuklearmedizin. Zeigt die Verteilung einer radioaktiven Substanz im Organismus und ermöglicht damit, den Stoffwechsel und den Blutfluss in Strukturen des Gehirns zu messen.

Plastizität (Formbarkeit); die Fähigkeit des Gehirns, sich ständig verschiedenen Anforderungen anzupassen. Dank der Plastizität sind Lernen und Rehabilitation möglich.

Präfrontal-Kortex (präfrontale Hirnrinde); vorderster Teil des Frontalhirns (Stirnhirn), direkt hinter der Stirn. Der Präfrontal-Kortex ist beim Menschen besonders entwickelt. Der obere (kognitive) Teil ist zuständig für das Problemlösen und für das Planen und Beurteilen von Handlungen sowie für die Bearbeitung von Informationen und Erinnerungen. Der untere (limbische) Teil ist zuständig für die Verarbeitung von Emotionen und Gefühlen.

Progesteron; weibliches Geschlechtshormon.

Prosodie; umfasst Eigenschaften einer Sprache wie Betonung, Rhythmus und Intonation (Sprechmelodie). Verleiht einer Aussage emotionalen Gehalt und zusätzliche Bedeutung.

Raven-Test; ein Testverfahren, das Logik und Problemlösungsstrategien unabhängig von Sprachfähigkeiten prüft.

REM-Schlaf; REM (Rapid Eye Movement) bezeichnet die Schlafphasen, in denen schnelle Augenbewegungen unter den Lidern beobachtet werden können. Diese Phasen finden gegen Ende einer Schlafperiode statt und sind mit vermehrtem Träumen verbunden.

Scheitelhirn (Parietalhirn); große, obere Region der Gehirnrinde in beiden Hirnhälften. Zuständig für das bewusste Wahrnehmen des eigenen Körpers und für die Raumwahrnehmung.

Schläfenhirn (Temporalhirn); hinter den Schläfen liegende Hirnrinde. Spielt eine Rolle beim Erkennen von Objekten, Gesichtern und Szenen. Mittlere und obere Bereiche verarbeiten Geräusche, Melodien und Sprache. Hier befindet sich das Wernicke-Sprachzentrum.

Sensomotorisch; bezieht sich auf die Zusammenarbeit von Arealen, die Sinneseindrücke verarbeiten und Arealen, die Muskelbewegungen kontrollieren.

Serotonin; Neurotransmitter (chemischer Botenstoff), der wichtig ist im Zusammenhang mit der Modulation von Stimmungen, der Verarbeitung sensorischer Reize und der Impulskontrolle.

Spiegelneurone; Nervenzellen im Gehirn, die unmittelbar auf Bewegungen, Gesichtsausdrücke, Gebärden und Laute anderer Menschen reagieren. Spiegelneurone spielen eine große Rolle bei der Imitation.

Stammhirn (Hirnstamm); verbindet Hirnstrukturen mit dem Rückenmark. Es koordiniert Körperfunktionen wie Muskelbewegungen, Bewusstseinszustände, Herzschlag, Atmung.

Stammzellen; undifferenzierte (embryonale) Zellen, die unbegrenzt teilungsfähig sind und sich in differenzierte Zellen entwickeln können.

Stirnhirn; Frontalhirn.

Stutzen; die starke Abnahme der Anzahl von Verbindungen (Synapsen) im Gehirn, weil Verbindungen, die wenig bis gar nicht benutzt werden, eliminiert werden. Siehe auch »Blühen«.

Synapse; Kontaktstelle zwischen Nervenzellen, über die Informationen im Nervensystem übermittelt werden. Die Verbindung kann chemisch mittels Neurotransmitter (indirekt) stattfinden oder elektrisch auf direktem Weg erfolgen.

Testosteron; männliches Geschlechtshormon.

Thalamus; »Eingangstor« zum Gehirn für Sinnesinformationen. Wichtige Vermittlungsstation zwischen dem Kortex und den subkortikalen Zentren.

Zerebral; auf das Gehirn (Cerebrum) bezogen.

Weiterführende Literatur

Bieri, P. 2003. Das Handwerk der Freiheit. Frankfurt a. M.: Fischer.

Blakemore, S.-J., und U. Frith. 2006. Wie wir lernen. Was die Hirnforschung darüber weiß. München: Deutsche Verlags-Anstalt.

Bruer, John T. 2000. Der Mythos der ersten drei Jahre. Warum wir lebenslang lernen. Weinheim: Beltz.

Damasio, A. 2005. Der Spinoza-Effekt. Wie Gefühle unser Leben bestimmen: List.

Eliot, L. 2001. Was geht da drinnen vor? Berlin: Berlin Verlag.

Geier, M. 2004. Kants Welt. Reinbek bei Hamburg: Rowohlt.

Geyer, C. 2004. Hirnforschung und Willensfreiheit. Frankfurt a. M.: Suhrkamp.

Goleman, D. 1995. Emotionale Intelligenz. München: Deutscher Taschenbuch Verlag.

Herschkowitz, N. 2006. Das vernetzte Gehirn. 3. Aufl. Bern: Hans Huber.

Herschkowitz, N., und E. Herschkowitz E. 2006. Klug, neugierig und fit für die Welt. Freiburg: Herder.

Herschkowitz, N., und E. Herschkowitz. 2006. Lebensklug und kreativ. Freiburg: Herder.

Hüther, G. 2006. Die Macht der inneren Bilder. Wie Visionen das Gehirn, den Menschen und die Welt verändern. 3. Aufl. Göttingen: Vandenhoeck & Ruprecht.

Kagan, J., und N. Herschkowitz. 2005. A Young Mind in a Growing Brain. Mahwah, NJ: Lawrence Erlbaum Associates.

Kandel, E. R. 2006. In Search of Memory. The Emergence of a New Science of Mind. New York: W. W. Norton & Co.

Kiesow, R., und M. Korte. 2005. EGB. Emotionales Gesetzbuch. Dekalog der Gefühle. Köln: Böhlau.

Knab, B. 2006. Warum wir immer das Falsche vergessen. Gebrauchsanweisung für das Gedächtnis. Freiburg: Herder.

Krebs, Charles T. 2004. Nährstoffe für ein leistungsfähiges Gehirn. Kirchzarten bei Freiburg: VAK Verlags GmbH.

Roth, G. 2003. Fühlen, Denken, Handeln. Frankfurt a. M.: Suhrkamp.

Roth, G., und K.-J. Grün. 2006. Das Gehirn und seine Freiheit. Göttingen: Vandenhoeck & Ruprecht.

Roth, G., M. Spitzer und R. Caspary. 2006. Lernen und Gehirn. Freiburg: Herder.

Snowdon, D. 2001. Lieber alt und gesund. München: Blessing.

Spitzer, M. 2004. Selbstbestimmen. Heidelberg: Spektrum Akademischer Verlag.

---. **2006.** Lernen, Gehirnforschung und die Schule des Lebens. Heidelberg: Spektrum Akademischer Verlag.

Zentner, M. 1998. Die Wiederentdeckung des Temperaments. Frankfurt a. M.: Fischer.

Das Manifest. Elf führende Neurowissenschaftler über Gegenwart und Zukunft der Hirnforschung. Gehirn und Geist (2004) 6: 31–37.

Das Verzeichnis der wissenschaftlichen Publikationen, die bei der Vorbereitung der vorliegenden Arbeit benutzt wurden, ist auf Anfrage per E-Mail erhältlich:

norbert.herschkowitz@emeriti.unibe.ch